Zohra Dhouibi
Amine Trabelsi

Superalimentos

Zohra Dhouibi
Amine Trabelsi

Superalimentos

ScienciaScripts

Imprint

Any brand names and product names mentioned in this book are subject to trademark, brand or patent protection and are trademarks or registered trademarks of their respective holders. The use of brand names, product names, common names, trade names, product descriptions etc. even without a particular marking in this work is in no way to be construed to mean that such names may be regarded as unrestricted in respect of trademark and brand protection legislation and could thus be used by anyone.

Cover image: www.ingimage.com

This book is a translation from the original published under ISBN 978-620-6-70445-4.

Publisher:
Sciencia Scripts
is a trademark of
Dodo Books Indian Ocean Ltd. and OmniScriptum S.R.L publishing group

120 High Road, East Finchley, London, N2 9ED, United Kingdom
Str. Armeneasca 28/1, office 1, Chisinau MD-2012, Republic of Moldova, Europe
Printed at: see last page
ISBN: 978-620-8-19728-5

ÍNDICE

1 INTRODUÇÃO

Na sociedade atual, a alimentação é vista como um meio para melhorar a qualidade de vida e combater a doença. Há um interesse crescente do público por alimentos saudáveis que não só fornecem nutrientes essenciais, mas também aumentam a funcionalidade do organismo e ajudam a prevenir vários problemas de saúde.

Superfoods" é um conceito que surgiu no início do século XX, quando as pessoas começaram a interessar-se por uma boa alimentação. Na altura, a atenção centrou-se nos alimentos que eram os heróis do prato, ricos em nutrientes e que ofereciam ao consumidor o luxo de responder à necessidade de melhorar a sua própria saúde, em linha com a cultura da comida caseira [1]. São também conhecidos como alimentos funcionais que, para além das suas funções nutricionais, contribuem para o bom funcionamento do organismo, apresentando propriedades benéficas para a saúde e/ou reduzindo o risco de doença.

Os superalimentos, tal como descritos por Hanni Rützler, nutricionista especializada em tendências alimentares, representam uma busca humana ancestral que todos nós estamos desesperados por embarcar, especialmente quando se trata de alimentos de origem exótica. As bagas de açaí brasileiras, as bagas de goji e a spirulina em pó, por exemplo, estão bem integradas nesta abordagem [2].

Com o crescente interesse dos consumidores por uma alimentação saudável, os superalimentos representam um sector comercial em rápido crescimento: o mercado global de alimentos funcionais foi avaliado em 129 mil milhões de dólares em 2015. Este mercado está a crescer de forma constante de ano para ano [1].

Neste livro, tentaremos definir o conceito de "superalimentos" e determinar o seu lugar na sociedade atual, bem como detalhar as monografias de certos alimentos considerados superalimentos e verificar as suas diferentes utilizações e interesses.

2 DEFINIÇÃO GERAL

Embora o conceito de superalimentos seja de grande interesse para a sociedade atual, não existe uma definição ou classificação relevante e normalizada destes alimentos. Atualmente, não existe uma definição normalizada ou técnica do termo "superalimento". Trata-se antes de uma expressão em voga que é essencialmente utilizada como conceito de marketing para promover e publicitar os alimentos em causa. A maioria destes alimentos é rica em vitaminas, metabolitos activos ou enzimas. Os superalimentos são comercializados de várias formas, incluindo como suplementos alimentares ou como alimentos secos ou frescos [2]. Os "superalimentos" são geralmente produtos exóticos, pouco conhecidos ou desconhecidos. Fazem parte da cultura popular de um país ou do folclore de um povo ou nação, o que, em suma, revela a etnografia dos hábitos alimentares. Os superalimentos são, por isso, geralmente utilizados nas tradições das sociedades indígenas, como as bagas, as raízes ou as sementes, e provêm, na maioria das vezes, de regiões longínquas. No entanto, os alimentos locais como os mirtilos, a beterraba, o abacate, o salmão, as ervas aromáticas e as especiarias são cada vez mais considerados como superalimentos. Os superalimentos estão agora a chegar às prateleiras dos supermercados, ao passo que no passado eram comercializados especificamente em lojas e boutiques especializadas em alimentos saudáveis. Além disso, está a ser produzida e comercializada uma grande variedade de produtos superalimentares. Estes incluem sementes de chia puras e sementes de linhaça, bem como muesli estaladiço, pão estaladiço e barras de cereais com sementes. A lista de superalimentos é longa e interminável, sendo revista e actualizada todos os anos. Mesmo os nutricionistas não conseguem dar a estes alimentos uma definição oficial e científica. Os nutricionistas continuam a ser cépticos em relação aos superalimentos. É verdade que existem alguns estudos que demonstram os efeitos benéficos de um determinado alimento, mas a maior parte destes estudos foram efectuados em animais ou in vitro, utilizando culturas isoladas de células humanas. Não há certezas quanto aos efeitos que podem ser observados no ser humano, nomeadamente no contexto da vida quotidiana.

David Wolfe, um especialista americano em alimentação, fala dos superalimentos como estando a meio caminho entre as plantas medicinais e os alimentos. De facto, num mundo de consumismo, o objetivo é fornecer aos consumidores soluções simples e acessíveis. Por isso, afirmações simples como "estas bagas actuam contra as doenças" atraem muita atenção e, naturalmente, o consumo que lhe está associado. A utilização de smoothies ou de bagas e sementes como ingredientes saudáveis e de rápida absorção, ricos em inúmeras substâncias que prometem curar, ou a administração de cápsulas que garantem o bem-estar, parecem responder adequadamente à necessidade da nossa sociedade de alimentos prontos a consumir. Segundo a revista Neon: "Os smoothies estão bem adaptados aos nossos tempos. Combinam a sabedoria ancestral (a fruta e os legumes fazem bem), as novas tecnologias (prensagem a frio) e a eficiência do tempo (podem ser bebidos rapidamente entre duas reuniões)". Uma espécie de combinação entre praticidade e saúde, satisfazendo o desejo atual dos consumidores por ciência e romance, o que torna os superalimentos produtos notáveis. No entanto, há alegações nutricionais e de saúde enganosas, em que as qualidades apresentadas nas embalagens estão longe das apresentadas nos livros sobre superalimentos. A alegação de saúde feita à União Europeia (UE) para o açaí foi retirada. Do mesmo modo, a Autoridade Europeia para a Segurança dos Alimentos não autorizou a publicidade que exalta os benefícios para a saúde das bagas de goji. Além disso, as alegações de saúde relativas às sementes de chia já não são toleradas, embora seja permitido dizer que as sementes de chia contêm proteínas valiosas e são uma boa fonte de ácido alfa-linolénico (ALA) combinado com um elevado nível de fibra alimentar. Por outro lado, são autorizadas as alegações sobre os componentes de um produto, mas não sobre o produto em si. De acordo com C. Daeniker, da Federação das Cooperativas Migros, por lei, ninguém tem o direito de dizer que o alimento X tem um efeito Y na saúde. No entanto, é perfeitamente legal e justo falar, por exemplo, dos benefícios das proteínas e do seu papel necessário para manter a massa muscular e contribuir para uma densidade óssea normal [2].

Independentemente das críticas ao termo em voga "superalimento", faz todo o sentido incentivar a procura e a identificação de componentes promotores de saúde nos alimentos naturais, sugerindo ao mesmo tempo produtos de substituição já existentes no nosso país e não respondendo simplesmente às exigências de um mercado crescente de um novo alimento da moda. Não esqueçamos que o que hoje é descrito como um "superalimento", amanhã será substituído por outro novo produto alegadamente milagroso [2].

3 MICRO-ALGAE

3.1 Spirulina

3.1.1 Descrição

A espirulina ocorre naturalmente como uma microalga simbiótica, filamentosa e multicelular de cor azul-esverdeada. Utiliza o azoto do ar e tem a forma de um caule em espiral ou em disco. A cor azul desta alga deve-se à ficocianina, o principal pigmento fotossintético da espirulina. Cresce naturalmente em ambientes alcalinos e quentes, no mar e em água doce, em regiões subtropicais e tropicais, incluindo a África Central, a Europa, a Ásia, a América e o México [4].

É oficialmente conhecida como *Arthrospira* (*Spirulina*), da família *Oscillateriaceae,* pertencente à classe das cianobactérias. Na natureza, o género Spirulina contém várias espécies. Três destas espécies estão a ser estudadas em particular, porque são comestíveis e têm um importante potencial nutricional e valor terapêutico. Estas três espécies são *Spirulina platensis* (*Arthrospira platensis*), *Spirulina maxima* (*Arthrospira maxima*) e *Spirulina fusiformis* (*Arthrospira fusiformis*) [6].

3.1.2 História

Inicialmente, a espirulina foi estudada pelo seu valor nutricional como fonte alimentar. Há mais de 400 anos, a spirulina era consumida como alimento pelos Maias, Toltecas e Kanembus no México durante a civilização Azteca. No México, *a S. maxima* era normalmente abundante no lago Texcoco. Na época pré-hispânica, era utilizada para preparar uma refeição denominada *"Tecuitlatl"*. Mais tarde, durante a conquista espanhola, foi colhida, seca e vendida para consumo humano. A espirulina colhida no lago Kossorom (Chade) também é consumida pelos centro-africanos há séculos sob a forma de caldos [7].

Em meados dos anos 70, foi lançada a organização intergovernamental
IIMSAM *"The Intergovernmental Institution For The Use Of Micro-
Algae Spirulina Against Malnutrition"*. O seu objetivo era promover a
spirulina como um alimento altamente nutritivo para combater a
desnutrição e a fome à escala mundial, devido ao seu valor nutricional
excecional [7]. Atualmente, a spirulina é considerada um suplemento
alimentar nutracêutico. De facto, a *Administração Nacional da
Aeronáutica e do Espaço* (NASA) e a *Agência Espacial Europeia*
(ESA) recomendaram a spirulina como um dos principais alimentos
para missões espaciais de longa duração, devido ao seu elevado valor
nutricional [8].

As diferentes espécies de spirulina e os produtos delas derivados são
utilizados na indústria farmacêutica, na agricultura, na perfumaria, na
indústria alimentar e na medicina. No Japão, a spirulina é
comercializada sob a forma de comprimidos desde 1975. A espirulina é
também utilizada como aditivo em alimentos (pão, bolachas, massas,
etc.) para aumentar o seu valor nutricional. A ficocianina é também
utilizada como agente corante na indústria alimentar (doces, bebidas,
alimentos saudáveis, etc.), na indústria cosmética e na indústria
farmacêutica [9].

3.1.3 Composição

A composição da espirulina pode variar consoante as condições de
cultivo e os métodos de análise utilizados. A composição da spirulina é
apresentada no quadro I que apresenta os resultados obtidos por um
laboratório independente e pela *Earthrise Nutritionals LLC* (CA, EUA).

Tabela I: Perfil nutricional da spirulina em pó (composição por 100 g) [7].

Macronutrientes	
Calorias	373
Gordura total (g)	4.3
Ácidos gordos saturados	1.95
Ácidos gordos polinsaturados (PUFA)	1.93
Ácidos gordos monoinsaturados	0.26
Colesterol	<
Hidratos de carbono totais (g)	0.1
Fibra alimentar	17.8
Açúcares	7.7
Lactose	1.3
Aminoácidos essenciais (mg)	<
Histidina	0.1
Isoleucina	
Leucina	1000
Lisina	3500
Metionina	5380
Fenilalanina	2960
Treonina	1170
Triptofano	2750
Valina	2860
Aminoácidos não essenciais (mg)	1090
Alanina	3940
Arginina	
Ácido aspártico	4590
Cistina	4310
Ácido glutâmico	5990
Glicina	590
Prolina	9130
Serina	3130
Tirosina	2380
	2760
	2500

Vitaminas	
Vitamina A (sob a	352.000
forma de β-	UI
caroteno)	1090
Vitamina K	µg
Tiamina HCL	0,5 mg
(vitamina B1)	4,53
Rivoflavina	mg
(vitamina B2)	14,9
Niacina (Vitamina	mg
B3)	0,96
Vitamina B6	mg
Vitamina B12	162 µg

Minerais	
Cálcio	468 mg
Ferro	87,4
Fósforo	mg
Iodo	961 mg
Magnésio	142 µg
Zinco	319 mg
Selénio	1,45
Tanoeiro	mg
Manganês	25,5 µg
Cromado	0,47
Potássio	mg
Sódio	3,26
	mg
Fitonutrientes	<400
	µg
	1.660
	mg
	641 mg
Ficocianina (média)	17.2%
Clorofila (média)	1.2%
Superóxido	531 000
dismutase	1080
Ácido gama-	UI
linolénico (GLA)	504 mg
Carotenóides totais	211 mg
(média)	101 mg
Beta-caroteno	
(média)	
Zeaxantina	

A grande maioria dos alimentos de origem vegetal, mesmo aqueles que são conhecidos como uma boa fonte de proteínas, não contêm mais de 35% de proteínas. A spirulina destaca-se pelo seu teor excecional de proteínas, que se situa entre 60 e 70% do seu peso seco. De facto, uma das principais proteínas presentes na spirulina, que representa cerca de 20% do seu peso seco, é a ficocianina-C. Trata-se de uma proteína solúvel em água. Esta molécula contém a ficocianobilina, um homólogo da biliverdina [7]. Para além da presença excecional de proteínas na spirulina em termos de quantidade, é também importante notar a sua qualidade. De facto, a spirulina contém todos os aminoácidos essenciais numa proporção muito elevada, representando quase metade de todas as proteínas [10].

A fração lipídica da spirulina está presente numa proporção de cerca de 4 a 10% do seu peso seco e tem um valor significativo, uma vez que é uma boa fonte de ácido gama-linolénico (GLA), ácido linoleico (LA) e ácido oleico. A espirulina tem a capacidade de acumular 1% do seu peso seco em GLA. Além disso, a concentração de *ácido decosahexaenóico* (DHA) na *S. platensis* pode atingir 9,1% do total dos seus ácidos gordos, o que a torna uma importante fonte natural de DHA [7]. A spirulina é uma boa fonte de vitaminas porque é rica em beta-carotenos e vitamina B12. Um quilograma de spirulina contém cerca de 700-1700mg de beta-carotenos, que são convertidos no corpo em vitamina A. Esta vitamina é importante para o bom funcionamento do organismo. Esta vitamina é importante para o bom funcionamento do corpo humano e é necessária a uma taxa de 1mg/dia. Basta consumir 1 a 2 g de spirulina por dia para cobrir estas necessidades. Por fim, o elevado teor de vitamina B12 da spirulina torna-a uma boa alternativa para os vegetarianos [7]. Interessa-nos sobretudo o cálcio, o ferro e o fósforo, que são os nutrientes inorgânicos presentes na spirulina em proporções mais relevantes em relação aos outros minerais. De facto, os alimentos de origem vegetal contêm apenas ferro não heme, cuja absorção é mais suscetível de ser alterada por inibidores de absorção [7].

3.1.4 Propriedades terapêuticas

As propriedades antioxidantes e anti-inflamatórias da ficocianina, um componente da espirulina, foram destacadas pela primeira vez em 1998 e, desde então, foram confirmadas por numerosos estudos [8]. Um ensaio clínico que avaliou o efeito da espirulina nas úlceras induzidas pela aspirina apresentou resultados favoráveis, salientando os efeitos antioxidantes e anti-inflamatórios da espirulina [11]. Para além das vitaminas C e E, que são antioxidantes não enzimáticos bem conhecidos, a espirulina é rica em ácidos fenólicos, beta-carotenos, GLA, selénio e certos aminoácidos como a cisteína e a metionina [11].

Devido às suas propriedades antioxidantes protectoras dos tecidos, a espirulina inibe a carcinogénese e reduz também a toxicidade do fígado e dos rins. A espirulina pode ser eficaz contra doenças causadas por radicais livres [7,8]. A espirulina pode também desempenhar um papel nas doenças cardiovasculares (DCV) através das suas propriedades antioxidantes, anti-inflamatórias e de redução dos lípidos [8]. Um estudo sobre o concentrado *de S. platensis* sugere que o componente ativo da espirulina responsável pelo efeito hipolipemiante é a ficocianina. A espirulina actua igualmente corrigindo o perfil dos hidratos de carbono e dos lípidos nos pacientes diabéticos e nos animais de laboratório. Desempenha assim um papel na regulação metabólica dos lípidos e dos hidratos de carbono. À luz de estudos recentes, descobriu-se que a spirulina pode exercer um efeito protetor na síndrome metabólica e na obesidade. Num estudo clínico, foi referido pela primeira vez que a spirulina poderia ter um potencial anti-obesidade promissor e poderia ser utilizada, como suplemento alimentar, para modificar o estado mineral de hipertensos obesos que recebem tratamento anti-hipertensivo convencional. Este efeito adelgaçante foi também salientado noutro estudo realizado na Alemanha [7].

No que respeita à suplementação vitamínica, um ensaio clínico demonstrou que a suplementação com spirulina pode corrigir a deficiência de vitamina A em crianças a quem foi diagnosticada uma deficiência de vitamina A. Por outro lado, a toma de um suplemento de spirulina em crianças que sofrem de anemia macrocítica não revelou qualquer melhoria da anemia. Atualmente, os conhecimentos sobre os mecanismos de atividade dos diferentes efeitos da spirulina são ainda limitados. São necessários estudos mais aprofundados para identificar os seus ingredientes activos e elucidar os seus mecanismos de ação terapêutica [8].

3.1.5 Perfil de segurança/toxicidade

A longa história de consumo no México e na África Central mostra que a spirulina pode ser considerada segura para consumo humano. Este facto foi também confirmado em vários estudos com animais. No entanto, poucos estudos clínicos confirmaram sistematicamente esta noção nos seres humanos [8].

No entanto, a segurança do consumo de spirulina foi posta em causa na sequência de relatos de alguns efeitos secundários. De facto, verificou-se que a spirulina cultivada em fontes de água aberta contém baixas concentrações de metais pesados. Estas preparações de spirulina podem causar envenenamento por metais pesados, nomeadamente por mercúrio. O controlo das fontes de água utilizadas para o cultivo da spirulina significa que as concentrações de mercúrio e chumbo são muito inferiores às normas estabelecidas pela Organização das Nações Unidas para a Alimentação e a Agricultura (FAO) da Organização Mundial de Saúde (OMS).

Além disso, um estudo recentemente publicado mostrou que certas espécies de cianobactérias são capazes de produzir uma cianotoxina chamada anatoxina-a. Verificou-se que a anatoxina-a era agudamente neurotóxica em 3 das 39 amostras de cianobactérias testadas. A contaminação dos produtos à base de espirulina por estas espécies de cianobactérias pode constituir um perigo para os consumidores. Daí a recomendação de controlo de qualidade dos suplementos alimentares derivados de cianobactérias para evitar possíveis efeitos adversos nos seres humanos [8].

Por último, foram registados raros casos de efeitos secundários após o consumo de espirulina em seres humanos, que devem ser tidos em consideração: um caso de hepatotoxicidade, outro caso de rabdomiólise e uma perturbação do sistema imunitário numa mulher saudável de 82 anos, que se manifestou como penfigoide bolhoso e pênfigo foliáceo [8].

3.2 Clorela

3.2.1 Descrição

A Chlorella é um táxon cosmopolita de água doce. Pertence ao reino das clorófitas *(Chlorophyta)* que têm atividade fotossintética [13]. É uma microalga unicelular de forma cocóide (<10µm) e o seu habitat é a água doce. *A Chlorella vulgaris Beijerinck* foi estabelecida como a espécie-tipo e foram descritas mais de 100 espécies de *Chlorella*, a maioria das quais de água doce. Devido a descrições incompletas, muitas destas espécies foram classificadas numa secção de espécies duvidosas, o que permitiu reduzir o número de espécies *de Chlorella* [14].

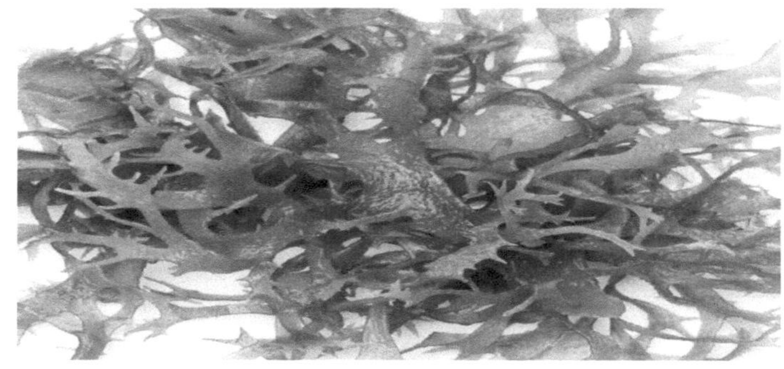

Figura 1: Chlorella [15]

De um modo geral, as espécies verdes esféricas, principalmente organismos de água doce ou terrestres, são consideradas como pertencentes ao género *Chlorella*. Alguns estudos filogenéticos mostraram que *a Chlorella* é um organismo polifilético pertencente a diferentes classes [14]. De facto, o estudo da taxonomia do género *Chlorella* é um processo que ainda está a ser revisto. *Chlorella salina* é uma das primeiras espécies descritas do género *Chlorella*, e distingue-se de *Chlorella vulgaris* apenas pela sua presença no ambiente marinho. Estas duas espécies têm semelhanças morfológicas. Outras espécies marinhas incluem *Chlorella spaerckii* descrita por Alvik, *Chlorella capsulata* descrita por Guillard et al e as descritas por Butcher: *Chlorella marina*, *Chlorella ovalis*, *Chlorella salina*, *Chlorella stigmatophora* [14].

3.2.2 História

O género *Chlorella* foi a primeira microalga a ser cultivada em massa para consumo humano e animal. É um alimento bem conhecido e popular, particularmente em países asiáticos como o Japão, Taiwan e Coreia [16]. Mais de 70 empresas em todo o mundo produzem *C. vulgaris*. Atualmente, é comercializada na Ásia como suplemento nutricional. Foi inicialmente produzida sob a forma de biomassa ou extrato de algas pela indústria alimentar. Posteriormente, a biomassa foi utilizada para produzir uma variedade de produtos de saúde, como comprimidos, cápsulas, pó ou para a extração de ingredientes bioactivos. Os extractos de algas são utilizados como enriquecedores ou aditivos alimentares para melhorar o valor nutricional e sanitário de vários alimentos comuns, principalmente alimentos líquidos como refrigerantes, chá ou cerveja [9].

3.2.3 Composição

A Chlorella contém proteínas, minerais, vitaminas, fibras alimentares e uma vasta gama de antioxidantes, substâncias bioactivas e clorofilas. Esta microalga é uma fonte importante de AGPI, de proteínas e de fosfatos. Devido à sua riqueza em luteína, zeaxantina e beta-caroteno, *a Chlorella* é considerada uma boa fonte alimentar de carotenóides para os seres humanos [9]. Foi também demonstrado que é necessário processar *a C. vulgaris* para garantir uma bioacessibilidade suficiente dos carotenóides. Além disso, um estudo demonstrou que *a C. vulgaris* é mais rica em pigmentos, nomeadamente carotenóides e clorofilas, do que a *S. platensis* [17]. A Chlorella é amplamente conhecida pela sua capacidade de armazenar energia. De acordo com um estudo coreano, *a C. vulgaris* é rica em importantes PUFAs como o ALA (45,8%, 50,8mg/g) e o ácido hexadecatrienóico (11,8%, 13,1%). Consequentemente, esta microalga pode ter potencial como uma fonte importante de AGPI [18].

3.2.4 Propriedades terapêuticas

Devido ao seu elevado perfil nutricional, *a Chlorella* parece ser uma matéria-prima promissora para a formulação de alimentos funcionais. De facto, a chlorella tem demonstrado propriedades farmacológicas significativas em vários estudos, não só em modelos animais, mas também em ensaios clínicos em humanos. De acordo com Okudo et al, o consumo de chlorella em pacientes com hipercolesterolemia reduz os seus níveis de colesterol no sangue [19]. Fujiwara et al. também demonstraram que o consumo de chlorella tem um efeito benéfico na hiperlipidemia. Esta propriedade foi igualmente demonstrada num outro estudo em que a toma diária de suplementos *de Chlorella* em indivíduos com hipercolesterolemia ligeira reduziu eficazmente os factores de risco cardiovascular ligados aos lípidos séricos, principalmente os triglicéridos (TG) e o colesterol total. Este efeito está principalmente ligado aos carotenóides [16].

Além disso, Nakamura et al. provaram que a ingestão de *C. vulgaris* reduziu a pressão arterial em indivíduos hipertensos. Além disso, a toma de um suplemento de chlorella durante 6 semanas em homens fumadores teve um efeito positivo no seu perfil antioxidante. De facto, foi relatado que, in vivo, os carotenóides contidos nesta microalga têm efeitos positivos no estado antioxidante e nos factores de risco dos lípidos no soro [16].

Por outro lado, um estudo sugeriu que a toma de suplementos de clorela a curto prazo tem um efeito imunoestimulante benéfico em indivíduos saudáveis normais, melhorando a atividade das células *Natural Killer* (NK) e a resposta inflamatória precoce [16]. Graças ao seu elevado teor de β-glucano, *a C. vulgaris* tem propriedades antitumorais, imunomoduladoras e hipoglicémicas. Tem atividade anti-metastática graças às glicoproteínas que contém [19]. Foi demonstrado que *a C. vulgaris* reduz a inflamação e melhora a glicémia e a função hepática [20]. Um estudo mostrou claramente que os hidrolisados enzimáticos de chlorella têm valores de digestibilidade elevados como fonte de proteína sustentável e fiável. Consequentemente, as fontes convencionais em formulações nutracêuticas, como a soja, o soro de leite e as proteínas de peixe, poderiam ser substituídas por hidrolisados destas microalgas. Além disso, um estudo em animais mostrou que uma dieta *à base de Chlorella* induziu um aumento de peso e uma biodisponibilidade proteica que variou entre 58% e 77% do valor biológico aparente, e que a absorção de gordura foi inferior à do óleo de soja numa dieta de controlo. *A C. vulgaris* poderia, por conseguinte, ser utilizada como uma fonte alternativa de proteínas e ómega 3[21].

3.2.5 Perfil de segurança/Toxicidade

A Chlorella tem sido uma fonte segura e bem tolerada de nutrição humana durante séculos [19]. De acordo com a classificação do Centro de Segurança Alimentar e Nutrição Aplicada, a biomassa de microalgas é classificada como um "outro suplemento alimentar". *A Chlorella* é classificada pela *Food and Drug Administration* (FDA) como uma fonte alimentar "Geralmente *Reconhecida como Segura*" (GRAS) [22]. Um estudo experimental que avaliou a segurança da *C. vulgaris* mostrou que a toma de suplementos de chlorella em diferentes doses em ratos durante um período de 14 dias não teve efeitos adversos ou toxicológicos. Não se registou qualquer toxicidade cardíaca, hepática ou renal nas análises histológicas ou séricas após a ingestão de dietas à base desta microalga. As dietas ricas em *Chlorella* são, portanto, bem toleradas, bem aceites e adequadas para assegurar o bom funcionamento dos órgãos e manter o peso corporal [23]. No entanto, uma experiência envolvendo um modelo animal de tumor sugeriu que *a C. vulgaris* administrada numa dose elevada (200mg/Kg) poderia promover o crescimento do tumor. Estas hipóteses devem ser exploradas através de estudos aprofundados no futuro [24].

4 OS LEVURAS

4.1 Levedura vermelha de arroz

4.1.1 Descrição

Também conhecido como arroz *Monascus purpureus*, o arroz com levedura vermelha (RYR) é derivado da estirpe de levedura *M.purpureus Went* e é preparado utilizando um método tradicional de fermentação do arroz [25]. A fermentação LRR utiliza microrganismos que são várias espécies de um fungo filamentoso conhecido como *Monascus* [26]. Monascus spp pertence à família *Aspergillaceae*, género *Monascus* [27]. O fungo pertence à família dos policetídeos e é ligeiramente bactericida. O grupo Monascus inclui *Monascu.anka*, *Monascus.ruber* e uma estirpe de *Monascus.ruber* conhecida como *Monascus.purpureus* (*ruber* e *purpureus* são as palavras latinas para vermelho e púrpura, respetivamente). Estes fungos são capazes de produzir um pigmento vermelho intenso e outros metabolitos quando cultivados em arroz não glutinoso cozinhado [26,28].

Após a fermentação, o produto obtido apresenta-se sob a forma de grãos de cor escarlate a violeta que mantêm a estrutura do grão de arroz original (**Figura 4**). Na China, este fermentado é conhecido como "*Ang Khak*" ou "*Hong Qu*". É também conhecido no Japão como "*Koji*", "*Ang-Khak*", "*Beni-Koji*" e "*Red-Koji*". É também conhecido como "*Rotschimmelreis*" na Europa e "*Red Mold*" nos Estados Unidos [29].

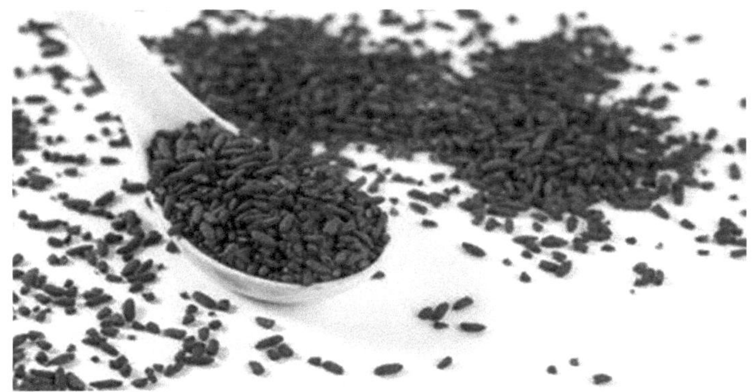

Figura 2: Levedura vermelha de arroz [30]

Relativamente à cor forte do fermentado *de Monsacus*, os pigmentos amarelo, vermelho e laranja são responsáveis por esta coloração. Estes pigmentos são metabolitos secundários da fermentação *de Monascus*. Pertencem ao grupo das azafilonas, que são metabolitos típicos dos fungos. Dependendo da presença ou ausência dos pigmentos amarelos ou vermelhos e da sua predominância, as cores do *M.purpureus* variam entre amarelo-laranja, vermelho-escarlate e vermelho-púrpura. A produção de um pigmento de cor específico pode ser controlada modificando os substratos, as condições de fermentação (temperatura, pH, oxigénio dissolvido, a fonte de fósforo, carbono e azoto) e o modo de fermentação (fermentação em estado sólido ou submersa) [25].

4.1.2 História

O PBR foi descrito pela primeira vez há mais de 2.000 anos na monografia de Li- Shin-Chun (1590). Este livro descreve a utilidade do pigmento LRR como corante alimentar, conservante, aromatizante e agente terapêutico para o tratamento de várias doenças [31]. Nos países da Ásia Oriental, a fermentação em estado sólido do arroz por *Monascus* tem uma longa e antiga tradição que remonta, pelo menos, ao século I d.C. [32]. Na Ásia e na Indonésia, os produtos da fermentação do arroz, como o PBA, são consumidos há séculos como alimentos de base e aditivos alimentares. A utilização de LRR é bem conhecida no Japão, na China, em Taiwan, em Okinawa e nas Filipinas para conservar a carne e o peixe, para dar cor e sabor aos alimentos e até mesmo para produzir vinho e álcool. Além disso, uma antiga farmacopeia chinesa de alimentos e ervas medicinais, *"Ben Cao Gang Mu"* de Li Shi-zhen, menciona que o PBA pode ser eficaz como medicamento para revitalizar o sangue e melhorar a digestão [33]. Durante séculos, o arroz de *M. purpureus* tem sido utilizado como suplemento alimentar e medicamento à base de plantas na China [25]. No Japão, o extrato de *Monascus* é comercializado como um produto dietético (sob o nome Monacolin by Maruzen) [28]. O PBA é comercializado sob a forma de cápsulas com uma dosagem de 1,2 a 2,4 g/dia, o que corresponde a 5 a 10 mg de monacolina por dia, em doses divididas durante um período experimental de até 3 meses [33, 34]. A PRA é atualmente utilizada na indústria alimentar em vários países asiáticos como aditivo alimentar, particularmente como condimento e conservante de carne. Graças ao seu elevado teor de alfa-amilase, que promove a conversão do amido em glucose, o LRR é utilizado para produzir vinho de arroz. Os pigmentos de Monascus conferem ao vinho de arroz a sua atraente cor vermelha. De um modo geral, considera-se que os produtos à base de carne que contêm extrato de *Monascus* têm melhor sabor do que produtos comparáveis sem *Monascus*. De facto, durante a fermentação, as proteínas do arroz são parcialmente hidrolisadas pelas enzimas *Monascus*, libertando os oligopeptídeos responsáveis pelo efeito de sabor *do Monascus* [25].

4.1.3 Composição

A *M.purpureus* produz pigmentos naturais. Todos os pigmentos são quimicamente estáveis. Mais de 90 moléculas diferentes podem ser produzidas pelo *Monascus*, mas apenas seis pigmentos são conhecidos e apresentam-se em três cores. Trata-se de um grupo de pigmentos cor de laranja denominados monascorubina e mubropunctatina, pigmentos amarelos denominados monascina e ankaflavina e pigmentos vermelhos denominados monascorubramina e rubropunctamina [35]. Estes pigmentos podem ser utilizados como alternativa aos corantes alimentares certificados ou aos pigmentos naturais atualmente em uso. Para além de serem utilizados para colorir carne, peixe, queijo, patés e cerveja, estes pigmentos naturais são também utilizados nas indústrias têxtil, cosmética e farmacêutica [36].

Para além do amido de arroz, das proteínas, das fibras, dos oligoelementos como o magnésio, dos esteróis, dos ácidos gordos insaturados (oleico, AL, GLA) e das vitaminas do complexo B, como a niacina, o PBA contém várias substâncias activas, incluindo a monacolina K, a di-hidromonacolina e as monacolinas I a VI. O PBA é um alimento de base na Ásia e foi rapidamente reconhecido nos Estados Unidos como um agente redutor do colesterol [25, 26, 33].

4.1.4 Propriedades terapêuticas

Os produtos fermentados *de Monascus* e os seus metabolitos secundários têm recebido uma grande atenção nas últimas décadas, devido aos seus efeitos terapêuticos numa variedade de doenças. Os metabolitos secundários incluem isoflavonas, enzimas, ácidos gordos, ácidos orgânicos, ácido dimerúmico (antioxidante), vitaminas, ácido gama-aminobutírico (agente hipotensor) e monacolina K (lovastatina, agente anti-hipercolesterolémico) [1].

A LRR demonstrou, em estudos clínicos e em animais, ser eficaz na redução dos níveis séricos de lípidos. De facto, alguns compostos de LRR inibem a HMG-CoA redutase, que é responsável pela inibição da síntese do colesterol no fígado [25]. O PBA pode ser utilizado para tratar a hiperlipidemia. O extrato de PRA ajuda a baixar os níveis de colesterol, a reduzir os níveis de LDL, a aumentar os níveis de HDL e a baixar os níveis de TG. Tudo isto através da inibição da produção hepática do próprio colesterol. Esta ação deve-se à mevinolina, também conhecida como monacolina K, um composto quimicamente idêntico à lovastatina, que é vendida como medicamento para baixar o colesterol [33, 37]. A mevinolina também tem uma estrutura semelhante aos ingredientes activos dos medicamentos para baixar o colesterol, como a sinvastatina e a atorvastatina. Paralelamente aos ensaios em animais efectuados para avaliar a LRR, foi estudada como tratamento em determinados ensaios em humanos. A administração diária de 1,2 g (cerca de 5 mg de monacolinas totais) de LRR a homens e mulheres durante dois meses mostrou reduções significativas dos níveis séricos de colesterol [34]. Além disso, registou-se um aumento do colesterol HDL associado a uma diminuição do colesterol LDL e dos níveis de TG no soro das pessoas que consumiram LRR. Resultados semelhantes foram também demonstrados noutros estudos que utilizaram o PBA como suplemento alimentar [33, 34]. Uma meta-análise recente salienta a eficácia da PBA relativamente segura para a dislipidemia, que pode ser uma abordagem alternativa em doentes com um historial de efeitos adversos relacionados com as estatinas e pode também ser utilizada para prevenir doenças coronárias. No entanto, há falta de provas suficientes e de estudos aleatórios de longo prazo rigorosamente concebidos para recomendar a APB a doentes com dislipidemia, particularmente como alternativa às estatinas. Do mesmo modo, justifica-se a realização de mais ensaios sobre a PBA em doentes com DCV, diabetes e outras doenças associadas à dislipidemia [38].

Para além das monacolinas, o PRA contém muitos outros nutrientes sinérgicos com actividades de redução dos lípidos, incluindo esteróis como o beta-sitosterol e o campesterol, que interferem com a absorção do colesterol nos intestinos [33]. De facto, a combinação destes esteróis alimentares com estatinas foi sugerida como um tratamento mais eficaz para baixar o colesterol do que as estatinas isoladamente [39]. Os PUFAs PRA, por sua vez, reduzem os níveis de lípidos no soro [34].

A investigação científica confirmou que o fermentado *de Monascus* tem um efeito conservante. De facto, um dos compostos isolados das culturas de *M.purpureus*, denominado monascidina A, tem um efeito inibidor sobre as bactérias dos géneros *Bacillus*, *Streptococcus* e *Pseudomonas*. Além disso, foi demonstrado que dois dos pigmentos amarelos em *M.purpureus*, quando utilizados em baixas concentrações, têm uma ação bacteriostática contra *Bacillus subtilis* [28]. Da mesma forma, foi observado um efeito inibitório, particularmente contra *Staphylococcus aureus*. O efeito bacteriostático do fermentado *de Monascus* foi avaliado em investigação adicional, onde se verificou que as bactérias Gram-positivas (BGP) são geralmente mais fortemente inibidas do que as bactérias Gram-negativas (BGN), enquanto *os Lactobacillus* não são afectados. As propriedades bacteriostáticas do fermentado *de Monascus* levaram a que fosse considerado como um substituto do nitrito para a conservação da carne [1].

Para além da proteção contra as doenças cardiovasculares, um estudo chinês mostrou que o extrato de PRA tinha igualmente a vantagem de aumentar a sensibilidade à insulina e de baixar os níveis de açúcar no sangue num grupo de diabéticos de tipo 2 (T2DM). À luz de outros estudos, foi sugerido que a LRR pode ter outras aplicações interessantes, como a utilização da lovastatina e de outras estatinas no tratamento ou na prevenção do cancro, da osteoporose, da aterosclerose, do acidente vascular cerebral, da doença de Alzheimer e de outras demências e da degenerescência macular [1, 40-42].

4.1.5 Perfil de segurança/Toxicidade

À medida que a investigação e as aplicações se centram cada vez mais no *Monascus* e nos seus metabolitos, aumentam também as preocupações sobre a sua potencial toxicidade e consumo seguro [1]. A LRR é geralmente bem tolerada. No entanto, pode ter alguns efeitos adversos temporários, como ardor no trato intestinal, tonturas e inchaço [34]. Além disso, este produto está contraindicado em pessoas que sofrem de perturbações hepáticas. Foram registados alguns efeitos secundários após o consumo de PBA, incluindo dores de cabeça, gases, desconforto digestivo e tonturas. Estes efeitos são geralmente ligeiros e desaparecem rapidamente quando o medicamento é interrompido. Pode ocorrer um risco de reacções raras mas graves com as "estatinas" presentes no extrato de PBA, incluindo lesões musculares esqueléticas, lesões hepáticas e toxicidade renal. Estas reacções também ocorrem em 1% a 2% das pessoas que tomam o medicamento lovastatina e podem incluir fraqueza inexplicável, dor e sensibilidade muscular e outros sintomas semelhantes aos da gripe. No entanto, um ensaio clínico de 12 semanas com extrato de LRR mostrou que a função renal e hepática permaneceu normal [40, 42]. Além disso, outro estudo mostrou que a LRR é um agente redutor do colesterol seguro e eficaz no tratamento da dislipidemia nefrótica em crianças e adultos [43].

Além disso, *o Monascus* produz citrinina, que é a micotoxina dominante nesta espécie. A citrinina foi identificada em amostras comerciais de *Monascus* em níveis de 0,2 a 1,71 µg/g. Esta micotoxina é capaz de danificar o fígado, os rins e os tecidos do corpo e foi avaliada como cancerígena. De facto, existe uma relação entre a produção e a toxicidade da citrinina e a estirpe, o ambiente, a temperatura e a concentração de azoto e carbono. Para evitar problemas de toxicidade e segurança, é fixada uma dose máxima de citrinina nos suplementos alimentares à base de LRR. Esta dose é de cerca de 200 ng/g no Japão, enquanto que na UE é de 2mg/Kg [1].

Embora a *Autoridade Europeia para a Segurança dos Alimentos* (EFSA) aprove e encoraje a utilização de monacolina K extraída do

LRR (pelo menos 10 mg) para o tratamento da hipercolesterolemia
[44], a FDA considera a monacolina K um género alimentício não
aprovado, devido à sua semelhança com a lovastatina, e proíbe
subsequentemente a comercialização de produtos que contenham uma
quantidade específica de monacolina [45]. O PRA deve ser sempre
utilizado com precaução e não é recomendado a mulheres grávidas ou a
amamentar, a pessoas que estejam a ser tratadas simultaneamente com
outros medicamentos para baixar o colesterol, a pessoas com uma
infeção grave, transplante de órgãos ou cirurgia de grande porte. Além
disso, é importante não beber mais de 2 bebidas alcoólicas por dia e não
consumir grandes quantidades de sumo de toranja enquanto estiver a
tomar PRA. Em doses suficientemente elevadas, pode provocar dores
musculares e fadiga. Por conseguinte, é importante implementar um
esquema de dosagem gradual, pelo menos inicialmente [25]. É
aconselhável fornecer aos produtos à base de LRR as advertências
necessárias, uma vez que expõem clinicamente os doentes aos mesmos
riscos potenciais que as estatinas [46].

São necessários estudos futuros para descobrir outras formas de
experimentar níveis mais baixos de compostos potencialmente tóxicos e
otimizar os processos de fermentação para produzir metabolitos
secundários de alta qualidade que sejam mais eficazes em aplicações
terapêuticas e alimentares [1].

4.2 Levedura de cerveja

4.2.1 Descrição

As leveduras são um grupo heterogéneo de microrganismos altamente
importantes que estão atualmente a atrair cada vez mais a atenção dos
cientistas e da indústria. O género Saccharomyce é o mais
extensivamente estudado das leveduras pertencentes ao filo *Ascomycota*
[47]. É um género de levedura ascomiceto caracterizado por células de

levedura arredondadas a ovais e multilaterais com a presença de *pseudo-hifas* curtas e rudimentares (por vezes bem desenvolvidas) [48]. *Saccharomyces cerevisiae* (**Figura 5**) é uma das espécies de leveduras mais conhecidas em termos de saúde e bem-estar. É mais vulgarmente conhecida como levedura de cerveja (B.L.) ou levedura de padeiro [49]. A espécie *S.cerevisiae* é muito heterogénea, com várias estirpes pertencentes a esta espécie com capacidades específicas, tais como estirpes de vinho de xerez, *S.boulardii* ou estirpes de levedura de padeiro [50]. A maior parte do peso seco da parede celular da levedura é constituída por polissacáridos que formam a estrutura esquelética que define a estabilidade da parede celular e a morfologia da célula (beta-D-glucanos) [51].

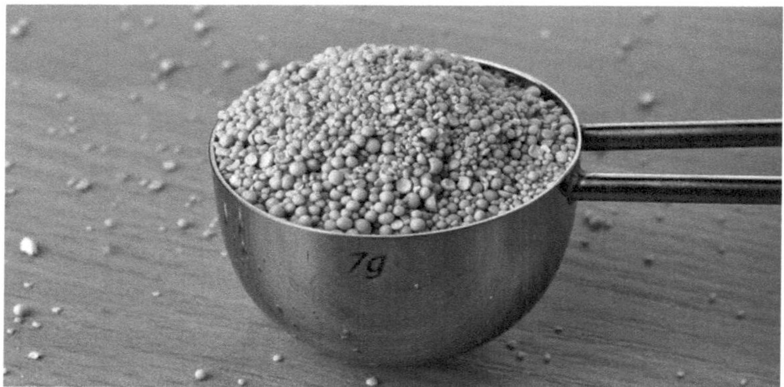

Figura 3L evedura de cerveja [52]

Na natureza, as células de levedura encontram-se em ambientes flutuantes onde estão frequentemente sujeitas a escassez de alimentos. Por exemplo, a casca de carvalho, um dos habitats naturais da LB, sujeita-a a ciclos sazonais de fluxo de seiva da árvore, para além das condições climáticas. As células *de S.cerevisiae* estão, portanto, a maior parte do tempo num estado de não-divisão chamado quiescência [53]. As leveduras têm necessidades nutricionais relativamente simples [47]. Em condições favoráveis, *S.cerevisiae* pode crescer numa gama modesta de fontes de carbono fermentáveis e não fermentáveis. Utilizam principalmente hidratos de carbono como fonte de carbono, essencialmente açúcares hexose sob a forma de monossacáridos (glucose, frutose, galactose ou manose) ou dissacáridos (maltose ou sacarose) [54]. Os programas e taxas de crescimento, bem como o comportamento das células de levedura podem ser dirigidos pela disponibilidade de nutrientes chave, tais como açúcares, aminoácidos e compostos de azoto. Em resposta ao seu ambiente nutricional, estas células são capazes de ajustar o seu comportamento e modificar a duração do seu ciclo. Podem variar entre o crescimento mitótico rápido em ambientes ricos, o crescimento filamentoso em condições limitantes e vários estados de repouso distintos, cada um permitindo a sobrevivência em condições de privação de nutrientes específicos [55]. Graças à nossa capacidade de controlar e manipular o ciclo de vida de *S. cerevisiae*, este tornou-se o sistema eucariótico unicelular mais poderoso para a investigação biológica e foi rapidamente adotado em todo o mundo para estudos práticos de todos os aspectos da biologia [56].

4.2.2 História

A fermentação é um dos métodos mais antigos do mundo para processar e preservar alimentos. Desde a antiguidade, as leveduras e os seus produtos metabólicos têm sido explorados pelos humanos principalmente para a panificação e fabrico de cerveja. Atualmente, os produtos biotecnológicos modernos de leveduras tornaram-se indispensáveis em muitos sectores comerciais importantes, incluindo alimentos, bebidas, produtos farmacêuticos, suplementos dietéticos à base de LB, enzimas industriais e outros. *A S.cerevisiae* tem sido explorada pelos humanos há mais de dez mil anos para a produção de cerveja e panificação. As estirpes industriais de levedura *S.cerevisiae*, incluindo as estirpes de padeiro, vinho, cervejeiro e destilador, mostram uma heterogeneidade significativa e apresentam famílias multigénicas [57]. Devido a aplicações como a fermentação alcoólica, o fabrico de pão, a produção de proteínas unicelulares, a produção de vitaminas e a síntese de proteínas recombinantes, várias espécies pertencentes ao género *Saccharomyces* são de grande importância biotecnológica [47].

Atualmente, existem vários produtos derivados da fermentação de leveduras, incluindo células de levedura e extractos de levedura. Estes produtos são conhecidos por melhorar o apetite e a digestibilidade das fibras e inibir o crescimento de agentes patogénicos. A levedura LB é também utilizada como suplemento proteico, estimulante energético, estimulante imunitário ou outro veículo onde podem ser inseridos outros compostos para criar um produto de saúde comercializado [49]. Por exemplo, a conceção de um suplemento alimentar enriquecido pela utilização da levedura *S. cerevisiae* como acumulador de colecalciferol [58]. Um dos resultados positivos mais notáveis provém de um grande ensaio aleatório em que foi administrado diariamente a adultos um produto modificado à base de LB (EpiCor) depois de terem sido recentemente vacinados contra a gripe sazonal, a fim de prevenir constipações e sintomas de gripe. O produto LB reduziu significativamente a incidência e a duração desta doença comum [49].

4.2.3 Composição

O LB contém vários ingredientes funcionais e é uma fonte rica em fibras (principalmente β-glucanos), proteínas (incluindo enzimas proteolíticas), vitaminas e minerais. *A S.cerevisiae* é uma fonte importante de vitamina B2 e principalmente de vitamina B1. A dose diária recomendada de vitaminas B1 e B2 encontra-se em 5 g de levedura. Para identificar o LB, é utilizado como critério o rácio de vitamina B1 para B2. Geralmente, o LB tem um rácio superior a 1. Contudo, um teor de vitamina B1 de 4 mg por 100 g ou mais, combinado com um rácio de vitamina B1 e B2 superior a 3, indica um LB de boa qualidade **[59]**. A utilização de β-glucanos de *Saccharomyces*, conhecidos como β-glucanos de levedura, como ingrediente já foi aprovada pela EFSA, que sugere o consumo de 50 a 200 mg por porção **[60]**. As proteínas de levedura e as enzimas proteolíticas são consideradas GRAS, apresentando um perfil adequado de aminoácidos ricos em aminoácidos essenciais, com aminoácidos sulfurados em níveis acima da referência da FAO/OMS **[61, 62]**. Graças ao seu impacto económico, *a S.cerevisiae* é provavelmente a espécie mais importante do seu género. É a levedura mais comummente utilizada na fermentação alimentar. Anualmente, *a S.cerevisiae* é utilizada para produzir cerca de 60 milhões de toneladas de cerveja, 30 milhões de toneladas de vinho, 800.000 toneladas de proteínas unicelulares e 600.000 toneladas de levedura de padeiro **[63]**. A indústria europeia de leveduras produz 1 milhão de toneladas por ano, sendo cerca de 30% exportadas para todo o mundo. De 2013 a 2018, a taxa de crescimento anual do mercado mundial de leveduras foi de 8,8% **[64]**.

4.2.4 Propriedades terapêuticas

A levedura S.cerevisiae tem um número de efeitos benéficos na saúde e bem-estar humanos, dos quais o efeito probiótico é o mais conhecido **[51]**. Embora o desenvolvimento de alimentos contendo compostos probióticos se tenha concentrado principalmente em *Lactobacillus* e *Bifidobacterium*, a levedura *S.cerevisiae var. boulardii* é conhecida há muito tempo como um tratamento para a gastroenterite **[47]**. Foi identificada pela primeira vez em 1984 a partir de fruta de lichia na Indonésia, e estudada pelo seu uso potencial como probiótico. Subsequentemente, tornou-se uma espécie probiótica destinada ao consumo humano, cuja eficácia foi documentada em numerosos ensaios clínicos. Até à data, apenas a estirpe *S.boulardii* é considerada como uma levedura probiótica, uma vez que é necessário estabelecer caracterizações in vitro mais definitivas de outras espécies "alternativas" antes de poderem ser utilizadas em ensaios e aplicações humanas [65]. É, de facto, a única levedura que é utilizada e produzida como um produto farmacêutico que oferece vários efeitos valiosos, tais como efeitos imunomoduladores e a prevenção e tratamento de doenças intestinais em crianças e adultos, como demonstrado em vários estudos. Além disso, foi demonstrado que reduz a diarreia associada a antibióticos em pacientes hospitalizados [66, 67]. Além disso, os polissacáridos da parede celular da levedura, conhecidos nomeadamente como β-glucanos, são insolúveis em água e não digeríveis e podem modular a imunidade da mucosa do trato intestinal, facilitar a motilidade intestinal e ser utilizados na obstipação, entre outros problemas intestinais [68]. As leveduras *S.cerevisiae* têm actividades antagonistas amplamente conhecidas em relação a bactérias e fungos indesejáveis. Tais actividades estão relacionadas com a sua competitividade por nutrientes, a acidificação do seu meio de crescimento, a sua tolerância a altas concentrações de etanol e a libertação de compostos antibacterianos e antimicrobianos, tais como toxinas antifúngicas assassinas ou micocinas. Estas últimas foram identificadas pela primeira vez na indústria cervejeira [47].

S.ceravisiae tem também outros efeitos terapêuticos benéficos, como a redução do colesterol sérico. Num estudo, a avaliação do efeito da suplementação diária de *S.boulardii* sobre o colesterol em adultos hipercolesterolémicos durante 8 semanas mostrou uma redução da lipoproteína residual, que é um biomarcador preditivo e um alvo terapêutico potencial no tratamento e prevenção da doença coronária [69]. Além disso, os β-glucanos que constituem a parede celular da levedura possuem propriedades imunomoduladoras e são, por isso, aplicados na terapia anti-infecciosa e anti-tumoral [51]. Com base em vários ensaios clínicos apresentados numa revisão, foi demonstrado que um aumento da ingestão de β-glucanos pode estimular o sistema imunitário. Este facto foi confirmado por um vasto conjunto de investigações sobre os efeitos imunomoduladores dos β-glucanos de levedura [70]. Dados recentes sugeriram também que os polissacáridos isolados da levedura de padeiro S.cerevisiae têm um efeito antioxidante e, por conseguinte, um potencial protetor como antioxidantes, antimutagénicos e antigenotoxinas e podem estar envolvidos na prevenção e terapia do cancro [51]. Devido ao seu fator de tolerância à glicose, um estudo recente mostrou que a suplementação dietética de LB combinada com o tratamento habitual da DM2 em pacientes diabéticos pode ter efeitos benéficos sobre os receptores de insulina e pode, portanto, melhorar as variáveis glicémicas nestes pacientes [71]. Pode também reduzir a pressão arterial sistólica e diastólica em doentes com DM2 [72]. O LB é também consumido como suplemento nutricional para aumentar a ingestão de vitaminas e é principalmente recomendado para mulheres grávidas e lactantes, pessoas em recuperação de doenças e crianças em crescimento [73].

4.2.5 Perfil de segurança/Toxicidade

Em geral, os produtos à base de LB são muito bem tolerados [70]. Para além do seu elevado valor nutricional, *a S.cerevisiae* tem uma elevada capacidade de fermentação com um menor potencial tóxico [74]. De acordo com a EFSA, *S.cerevisiae* tem o estatuto de QPS ("*Presunção Qualificada de Segurança*") [75]. Embora a levedura de panificação *S.cerevisiae* tenha um longo historial de consumo seguro, podem ocorrer alergias raras após o seu consumo nos alimentos [76].

A ingestão alimentar de β-glucanos isolados de LB demonstrou ser muito bem tolerada em todos os ensaios clínicos. Não foram registados sinais de toxicidade. A sua segurança pode estar relacionada com o seu modo de ação [70]. No entanto, foi referido em algumas publicações que os β-glucanos parenterais têm efeitos toxicológicos adversos, como hepatoesplenomegalia e formação de granulomas. Tais eventos nunca foram registados após a aplicação oral [77]. Um parecer científico da EFSA considerou que o risco alergénico dos β-glucanos de levedura não é mais elevado do que o de outros produtos de levedura de panificação [78]. Embora as infecções invasivas causadas por *S.cerevisiae* sejam raras, foi relatado um primeiro caso de osteomielite causada por *S.cerevisiaea* num doente pós-traumático. O resultado foi favorável após desbridamento cirúrgico, tratamento antifúngico prolongado e oxigenoterapia hiperbárica [79]. Além disso, uma análise de um total de 51 amostras de LB provenientes do mercado alemão revelou uma contaminação natural de 63% destas amostras por ocratoxina (OTA). Estes resultados sugerem um risco potencial de ingestão de OTA através do consumo de suplementos alimentares à base de LB natural proveniente do processo de fabrico de cerveja. Daí a recomendação de analisar os suplementos alimentares de LB para detetar a OTA como parte da segurança alimentar e do controlo de qualidade [73].

Estudos de toxicidade animal aguda e sub-crónica de dose única em ratos não revelaram sinais de toxicidade da *S.cerevisiae*. Nem mortes nem anomalias foram causadas por doses únicas de 2000 mg/Kg. Além disso, a administração oral durante 91 dias a 100 mg/Kg de peso corporal não revelou efeitos adversos ou toxicidade em ratos [80]. Além disso, vários estudos e análises da virulência potencial da espécie *S.cerevisiae* in vivo e in vitro sugeriram que certas estirpes têm o potencial de causar doenças independentemente da sua origem de isolamento clínico ou não clínico [81, 82]. De facto, estudos em animais sobre diferentes estirpes isoladas em ambientes clínicos e a partir de um suplemento dietético mostraram que existem estirpes com um nível muito baixo de virulência e outras com um nível relativamente elevado de virulência [83]. As estirpes oportunistas de *S.cerevisiae* foram assim definidas como aquelas que têm as caraterísticas fisiológicas das leveduras patogénicas, como o crescimento a 37°C, mas que também podem causar infecções e matar ratos, ao contrário da maioria das outras estirpes [82, 84].

Em comparação com outros microrganismos, tais como vírus, bactérias e certos fungos filamentosos, as leveduras, particularmente *S.cerevisiae*, têm um registo alimentar impecável. Grandes populações viáveis de *S.cerevisiae* são consumidas pelos seres humanos sem o seu conhecimento ou atenção, e sem quaisquer efeitos adversos para a sua saúde (por exemplo, levedura na cerveja caseira, cervejas enriquecidas com levedura ou os suplementos alimentares contendo levedura que são muito comuns atualmente). Mas é preciso manter a mente aberta e estar atento às leveduras e às doenças alimentares. As leveduras não são consideradas agentes patogénicos agressivos em comparação com outros grupos microbianos, no entanto, são capazes de causar doenças humanas em circunstâncias oportunistas [57]. Com base no progresso da investigação sobre a natureza do mecanismo de virulência das estirpes *de S.cerevisiae*, deve prestar-se mais atenção no futuro às práticas industriais que são mais susceptíveis de gerar estirpes oportunistas de *S.cerevisiae* [50].

5 AS SEMENTES

5.1 Sementes de soja

5.1.1 Descrição

A soja (*Glycine max (L.) Merrill*) é uma das culturas mais importantes do mundo, ocupando o sexto lugar com uma produção de 347 milhões de toneladas métricas em 2017-2018 **[85]**. *A Glycine max* (**Figura 6**) pertence à família Fabaceae. É originária da Ásia. Os Estados Unidos, o Brasil, a Argentina, a China e a Índia são os maiores produtores mundiais de soja, com volumes de produção global de 35%, 28%, 17%, 4% e 3%, respetivamente. A Itália é o país europeu com a maior produção de soja, com 933 140 toneladas por ano **[86]**.

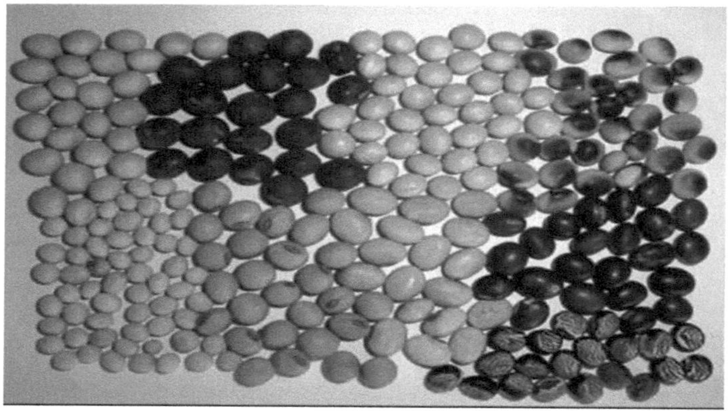

Figura 4: Sementes de soja [87]

A cor do revestimento da semente de soja é uma caraterística importante que determina o aspeto exterior da semente de soja.

As cores variam entre o amarelo, o verde, o castanho, o preto e os dois tons **[88]**. A soja preta tem sido utilizada na medicina tradicional da China, Índia, Japão e Coreia há centenas de anos. O tamanho dos grãos de soja e o seu teor de isoflavonas variam consoante as condições climáticas e as práticas de cultivo [89].

5.1.2 História

Historicamente, os principais consumidores de soja foram identificados nas populações asiáticas, o que se deve ao facto de muitos alimentos tradicionais asiáticos utilizarem a soja como ingrediente principal. No entanto, o consumo de alimentos à base de soja nos países ocidentais aumentou na última década com a tendência para um estilo de vida vegetariano e uma perceção saudável do consumo de soja [90]. Como resultado, existe uma grande variedade de produtos alimentares à base de soja disponíveis nas mercearias. Para além da procura do mercado, a popularidade deste produto está ligada às propriedades nutricionais e versáteis dos grãos de soja, que são adequados para o processamento tecnológico de alimentos. A soja tem a vantagem de ser usada para produzir vários análogos e substitutos da carne e dos lacticínios que podem ser usados como alternativas, particularmente quando se segue uma dieta vegetariana [91]. Por exemplo, no Reino Unido, os principais alimentos à base de soja consumidos são os substitutos dos lacticínios à base de soja, e a "carne" de soja é muito popular na Dinamarca [92]. Os oligossacáridos de soja também foram propostos como substitutos de prebióticos ou açúcares [93]. A soja é tradicionalmente utilizada nas regiões asiáticas para preparar uma série de pratos. A mistura e o aquecimento dos grãos de soja produzem leite de soja, que também pode ser tratado com $MgCl_2$ ou coalhado com $CaSo_4$ para produzir tofu. Também é útil efetuar vários processos de fermentação para obter natto, tempeh, molho de soja e sufu [94].

5.1.3 Composição

A qualidade proteica dos grãos de soja é uma das principais razões para o interesse pela soja entre os vegetarianos [91]. Foi demonstrado que a qualidade das proteínas da soja é muito semelhante à das proteínas do leite de vaca e do ovo, que são tradicionalmente utilizadas como referências padrão [95]. Vários estudos científicos foram estimulados pelos efeitos da proteína de soja na saúde. Em comparação com outros vegetais, a soja tem um elevado teor de proteínas (36,46g/100g) e um baixo teor de hidratos de carbono (30,16g/100g), o que a torna uma fonte única de proteínas vegetais [96]. A soja tem o teor mais elevado de isoflavonas em comparação com outras fontes alimentares, e esta especificidade tem efeitos benéficos para a saúde [97]. As isoflavonas, que fazem parte de uma classe funcional de fitoquímicos não esteróides denominados fitoestrogénios, têm uma estrutura química e uma função semelhantes aos estrogénios endógenos. Esta semelhança levanta dúvidas sobre a utilização da soja, especialmente em doses elevadas [98]. As isoflavonas encontram-se em várias fontes vegetais, como o feijão comum, o feijão branco, o trevo vermelho e a araruta japonesa, mas apenas a soja representa uma fonte relevante [99]. O teor de isoflavonas dos alimentos à base de soja varia consoante as marcas e as preparações. As isoflavonas encontradas principalmente nos grãos de soja são a genisteína, a daidzeína e a gliciteína. Estas são amplamente comercializadas sob a forma de suplementos alimentares [100, 101].

Para além de proteínas e isoflavonas, os grãos de soja contêm elevados níveis de PUFAs, vitaminas B, fibras, ferro (15,7mg/100g), cálcio, zinco e outros compostos bioactivos, o que faz da soja um excelente candidato a alimento funcional. Em comparação com o leite de vaca, os grãos de soja são considerados uma boa fonte de cálcio (277mg/100g) graças à sua elevada biodisponibilidade. O teor de fibra da soja (9,3g/100g) é essencialmente constituído por polissacáridos pécticos, um tipo de fibra vegetal facilmente fermentável pelo microbiota intestinal. A soja é também uma fonte rica em AGPI, nomeadamente em ácido linolénico. De facto, a soja é a única fonte, entre as outras leguminosas, que fornece quantidades consideráveis de ALA, um ácido gordo essencial ω3. O óleo contido na soja é constituído por 54% de ácido lático, 24% de ácido oleico, 11% de ácido palmítico, 1 a 9% de ALA, com uma fração total de ácidos gordos saturados de 9 a 22%. A soja contém também péptidos como a lunasina (um péptido de 43 aminoácidos) e o Bowman-Birk (um péptido de 71 aminoácidos), inibidores da protease que têm um efeito negativo na digestão das proteínas e têm também um efeito quimiopreventivo in vitro. As proteínas e as isoflavonas da soja têm sido sugeridas como os principais componentes bioactivos e têm recebido uma atenção considerável. No entanto, a soja contém uma vasta gama de fitoquímicos, como o ácido fítico (1 - 2,2%), os esteróis (0,23 - 0,46%) e as saponinas (0,17 - 6,16%), com uma grande variedade de potenciais benefícios para a saúde [96].

5.1.4 Propriedades terapêuticas

Dos vários nutrientes da soja, as isoflavonas e as proteínas são os que têm suscitado maior interesse na investigação. Em 1999, a FDA autorizou uma alegação de saúde relativa à redução de doenças coronárias associada ao consumo de proteína de soja de, pelo menos, 6,25 g por porção, com um total de 25 g por dia. Este facto chamou a atenção da indústria alimentar para a soja. A FDA autorizou esta alegação com base numa meta-análise do efeito da proteína de soja sobre os perfis lipídicos séricos em 38 ensaios clínicos, que mostrou uma relação entre o consumo de soja e os níveis sanguíneos de colesterol total, LDL e TG. Posteriormente, outros países publicaram alegações sobre a soja, como o Canadá, o Brasil, o Reino Unido, a Indonésia e as Filipinas, principalmente para 25 g de proteína de soja como intervenção para a proteção cardiovascular. Embora os vegetarianos que consumiam tais quantidades de soja fossem muito raros, a eficácia da redução do colesterol em vegetarianos foi estabelecida. No mesmo contexto, um estudo epidemiológico relatou que uma ingestão de proteína de soja muito abaixo do limiar da FDA tinha um efeito de redução do colesterol. Em 2000, o Comité de Nutrição da Associação Americana do Coração publicou uma declaração destinada aos profissionais de saúde sobre a atividade protetora da soja contra as doenças coronárias. No entanto, em 2012, a EFSA declarou que não existia uma relação causa-efeito entre a proteína de soja isolada e uma redução da concentração sérica de LDL. De facto, o isolado de isoflavona não parece ser ativo nos marcadores de lípidos sanguíneos em mulheres pós-menopáusicas. Os teores de proteína e de isoflavona da soja estão ambos implicados nos efeitos benéficos para a saúde humana, embora não se possa excluir a interação com outros compostos da soja [96].

Devido à sua semelhança estrutural com o 17β-estradiol, as isoflavonas podem interagir com os receptores de estrogénio. Através de mecanismos independentes e dependentes dos estrogénios, as isoflavonas podem ter efeitos benéficos para a saúde. Estudos epidemiológicos revelaram que as dietas tradicionais asiáticas ricas em fitoestrogénios estavam associadas a um menor risco de doença coronária. Há também provas de um possível benefício nos cancros dependentes de hormonas da próstata, do cólon, do ovário e da mama, nos sintomas da menopausa, na obesidade, na osteoporose, na disfunção cognitiva e na redução do risco global de doenças não transmissíveis [96, 102, 103]. Além disso, as isoflavonas de soja, sendo uma subclasse de polifenóis, podem também ter potenciais propriedades antioxidantes. Estas actividades são mais elevadas na soja preta do que nas suas contrapartes amarelas. Recentemente, descobriu-se que a soja preta é mais rica em gama-tocoferol, flavonóides e antocianinas (ATC). Além de estarem concentrados na camada epidérmica da soja preta (mais de 2000 mg/100g) e de conferirem a cor escura, estes últimos são responsáveis por diversas bioactividades, como efeitos antioxidantes, anti-apoptóticos e anti-inflamatórios. Nos indivíduos cuja alimentação é rica em soja, os níveis circulantes de isoflavonas podem exceder as concentrações endógenas de estradiol. No entanto, a potência estrogénica do 17β-estradiol continua a ser superior à das isoflavonas. Além disso, os PUFAs contidos na soja poderiam contribuir para os efeitos protectores do consumo de soja, influenciando os parâmetros inflamatórios. Foi também sugerido que os componentes não isoflavona presentes na soja, como o ácido fítico e as saponinas, podem ter uma vasta gama de bioactividades, incluindo efeitos antioxidantes, antivirais, anticancerígenos, hepatoprotectores e protectores cardiovasculares [96]. À luz de um estudo recente, verificou-se que os suplementos à base de soja, ao modificarem o estado nutricional e a ingestão de macronutrientes e energia, podem otimizar a saúde óssea e assegurar um crescimento físico e uma formação óssea harmoniosos [104]. Além disso, verificou-se que o consumo de suplementos de proteína de soja por raparigas e rapazes pré-púberes pode estimular um aumento da altura, do IMC e do peso, associado a alterações na massa isenta de gordura, sem afetar a maturação sexual ou o início da puberdade [105].

5.1.5 Perfil de segurança/Toxicidade

Nas populações asiáticas, o elevado consumo de alimentos à base de soja e, por conseguinte, de isoflavonas, dissipou as preocupações críticas sobre a segurança destes produtos. No entanto, a sua utilização nos países ocidentais e o seu papel na saúde humana continuam a ser discutíveis. De facto, o consumo de soja pode potencialmente perturbar as hormonas sexuais através dos fitoestrogénios e pode, por isso, representar um perigo, particularmente para os bebés alimentados com uma dieta à base de soja e as supostas consequências de uma introdução maciça de hormonas no início da vida. Atualmente, não existem efeitos adversos relatados da utilização de alimentos à base de soja em bebés.

No entanto, a ausência de provas não é prova de ausência. Além disso, verificou-se que o consumo de soja está associado a um risco elevado de distúrbios da tiroide, incidência de cancro da bexiga, demência, cancro da mama e proliferação de células da mama. Também foi demonstrado que a utilização de soja por mulheres grávidas modifica o epigenoma da descendência e pode ter consequências para a saúde dos estímulos no útero [96, 106].

Embora o consumo tradicional de soja nas dietas japonesa e chinesa tenha um historial de utilização segura, existem algumas preocupações sobre a utilização de alimentos à base de soja (como o tofu) no sistema cognitivo. Num estudo, a comparação entre uma dieta rica em soja e uma dieta pobre em soja, a curto prazo, não revelou efeitos adversos na função cognitiva e no humor de jovens estudantes saudáveis. Um estudo a longo prazo mostrou que o consumo diário de 54 mg de genisteína na forma de aglicona por mulheres pós-menopáusicas durante 3 anos não teve qualquer efeito na função tiroideia. Além disso, o consumo diário de 200 mg de isoflavonas durante 2 anos não afectou a TSH. No geral, as isoflavonas mostraram um bom perfil de segurança para a função da tiroide. Em 2015, um painel da EFSA concluiu que a ingestão de 35 a 150 mg por dia de isoflavonas a partir de suplementos ou alimentos não teve efeitos adversos nos tecidos sensíveis às hormonas sexuais, como o útero e a mama, ou na glândula tiroide, durante um período máximo de 2,5 anos. Além disso, com base em dados clínicos e epidemiológicos prospectivos, a utilização de isoflavonas de soja pelas mulheres demonstrou ter um bom perfil de segurança. Um estudo aleatório, em dupla ocultação, com a duração de 12 meses, não revelou qualquer agravamento do tecido fibroglandular após o consumo de soja em doentes com cancro da mama previamente expostas a tratamentos antineoplásicos ou em mulheres de alto risco. Não há contra-indicações para o consumo de isoflavonas por mulheres tratadas com tamoxifeno ou anastrozol, mas uma melhoria no tratamento do cancro foi associada ao consumo de soja [96]. Embora a utilização de suplementos alimentares à base de soja como alternativas naturais à terapia hormonal da menopausa tenha sido encorajada, o seu efeito potencial no desenvolvimento do cancro da mama é controverso [106]. Por outro lado, existe uma baixa prevalência de alergia à soja, com raras reacções anafiláticas a alimentos contendo soja. Geralmente, as preparações à base de soja são prescritas como alternativas após reacções adversas ao leite de vaca. No entanto, as manifestações clínicas da alergia à soja, incluindo a enterocolite, sobrepõem-se às da alergia ao leite de vaca. A fermentação da soja e dos alimentos à base de soja reduz a alergenicidade e a imunoreactividade. Em comparação com o leite de vaca, a alergia à soja não parece representar um perigo na nutrição humana, mesmo em bebés [96].

Em geral, parece improvável um efeito adverso da ingestão de soja na rede de hormonas sexuais ou na glândula tiroide. As preparações tradicionais à base de soja e os alimentos à base de soja contêm níveis baixos a moderados de compostos bioactivos que oferecem benefícios modestos para a saúde, com um risco muito limitado de potenciais efeitos adversos para a saúde. Para colher os benefícios das isoflavonas de soja, a ingestão deve ser de pelo menos 60-100 mg por dia. É importante rotular os alimentos à base de soja com concentrações de isoflavonas e informar o consumidor, de modo a tirar partido dos benefícios para a saúde e estar atento a níveis elevados de ingestão, particularmente no caso de consumo a longo prazo [96].

5.2 Sementes de chia

5.2.1 Descrição

A chia, ou *Salvia hispanica*, é uma planta herbácea anual originária do sul do México e do norte da Guatemala. Pertence à ordem Lamiales, à família das hortelãs *Labiatae*, à subfamília *Nepetoideae* e ao género *Salvia*. O género *Salvia* inclui cerca de 900 espécies que foram amplamente distribuídas em várias regiões do mundo durante milhares de anos, particularmente no sul de África, América Central, América do Norte e do Sul e sudeste da Ásia [107-113]. *A S.hispanica é* vulgarmente conhecida como chia, salva espanhola, chia mexicana e chia preta [114]. Atualmente, a chia é cultivada não só no México e na Guatemala, mas também na Austrália, Bolívia, Colômbia, Argentina, Peru, América e Europa. O México é atualmente reconhecido como o maior produtor mundial de chia [112]. *A S.hispanica* floresce no verão e produz flores pequenas (3 a 4 mm), hermafroditas, brancas e violetas. As suas folhas são pecioladas e serrilhadas invertidas, medindo 4 a 8 cm de comprimento e 3 a 5 cm de largura. É também sensível à luz do dia e pode crescer até 1 m de altura. *A S. hispanica* é cultivada principalmente pelas suas sementes, que são geralmente muito pequenas, de forma oval, com 2 mm de comprimento, 1 a 1,5 mm de largura e menos de 1 mm de espessura [108, 109, 112, 115]. A cor das sementes varia do branco ao preto, cinzento ou preto mosqueado (**figura 7**).

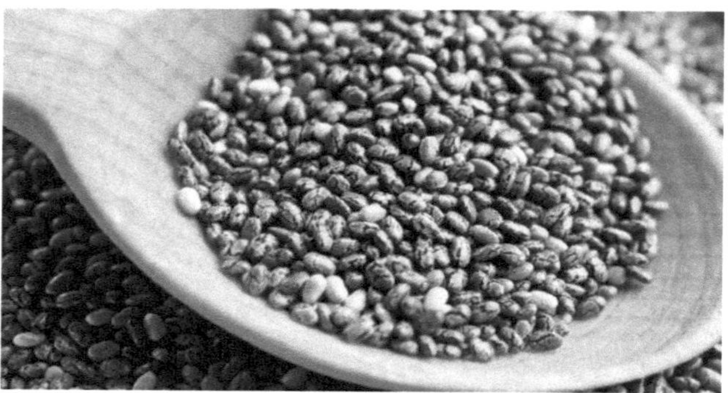

Figura 5S ementes de chia [3]

Existe uma ligeira diferença entre as sementes de chia pretas e brancas que a maioria considera iguais. Diferem apenas ligeiramente na morfologia: as sementes de chia brancas são maiores, mais grossas e mais largas do que as sementes pretas. É importante notar, no entanto, que o cultivo de sementes de chia pretas produz cerca de 5% a 8% de sementes de chia brancas de cada vez. Por outro lado, quando apenas são cultivadas sementes de chia branca, apenas são produzidas sementes de chia branca [115].

A planta de chia é capaz de crescer numa vasta gama de solos argilosos e arenosos bem drenados com uma tolerância razoável ao sal e ao ácido [116]. *A S.hispanica* pode produzir 500 a 600 kg de sementes/acre e pode mesmo render 2500 kg/acre em condições agronómicas favoráveis [111, 116]. A palavra chia vem de "*chian*", uma palavra espanhola que significa oleoso. De acordo com várias fontes, a chia é uma semente oleaginosa [113, 117, 118]. A composição química das sementes de chia e o seu valor nutricional podem variar em função de vários factores, como o ano de cultivo, a localização geográfica, as condições climáticas, o ambiente de cultivo e o método de extração utilizado [108, 119].

5.2.2 História

A chia faz parte da dieta humana há 5500 anos. Segundo os arquivos históricos, *a S. hispanica* era utilizada, juntamente com o milho, o amaranto e o feijão, pelas antigas culturas mesoamericanas (astecas e maias) na preparação de alimentos e medicamentos tradicionais. Os Aztecas utilizavam a chia como fonte de alimentação e utilizavam-na também em cosméticos e rituais religiosos. Além disso, a chia era a segunda cultura mais importante, depois do feijão, nas sociedades pré-colombianas [111]. A declaração da chia como alimento funcional pelo

Parlamento Europeu conduziu a um elevado nível de consumo e a um aumento da sua popularidade [120].

As sementes de chia são amplamente utilizadas para aplicações nas indústrias alimentar e farmacêutica. Podem ser encontradas como sementes inteiras ou moídas, sob a forma de farinha, óleo e gel. Em 2000, as diretrizes dos EUA sugeriam que a chia podia ser utilizada como alimento principal em quantidades limitadas, não excedendo 48g/dia [109]. As sementes de chia também podem ser adicionadas ou misturadas em biscoitos, massas, cereais, suplementos nutricionais e bolos. Além disso, o gel e as sementes de chia podem ser utilizados em produtos de pastelaria como substituto do ovo (substituindo 25% dos ovos) e do óleo. Sendo hidrofílicas, as sementes de chia podem absorver 12 vezes o seu peso em água [109, 119, 120]. Além disso, ao misturar manteiga com óleo de chia numa proporção de 6,5% a 25%, o valor nutricional da manteiga enriquecida com chia obtida é aumentado [111]. Atualmente, o óleo de chia é um dos óleos mais valiosos do mercado [121]. Foi recentemente referido que a mucilagem de chia pode ser utilizada como estabilizador de espuma, agente de suspensão, emulsionante, adesivo ou aglutinante devido à sua capacidade de retenção de água e viscosidade [111]. Os sistemas de administração de nanoemulsões de óleo de sementes de chia representam um potencial como sistema de administração de ácidos gordos ω-3 a partir do óleo de chia. Isto representa, de facto, um potencial em aplicações farmacêuticas, cosméticas e alimentares devido à possibilidade de utilização direta de emulsões ou pó após secagem [122].

5.2.3 Composição

Muitos investigadores analisaram a composição química das sementes de chia. São uma fonte rica em gordura (30 a 33%), hidratos de carbono (26 a 41%), fibra alimentar (18 a 30%), proteínas (15 a 25%), vitaminas, minerais e antioxidantes. As sementes de chia contêm 39% de óleo (massa seca da semente). Vários estudos referem que este óleo é essencialmente constituído por AGPI, em particular ALA (ácidos gordos ω-3) e LA (ácidos gordos ω-6), com teores até 68% de ALA e 19% de LA [109, 113, 117]. Como resultado, *a S.hispanica* é uma das poucas plantas medicinais propostas para utilização na preparação de cápsulas de ómega-3 [123]. As sementes de chia preta e branca têm composições químicas semelhantes: as sementes de chia preta contêm 16,9% de proteínas e 32,6% de fibras e as sementes de chia branca contêm 16,5% de proteínas e 32,4% de fibras [115]. O teor de proteínas das sementes de chia é mais elevado do que o teor de proteínas de todos os outros cereais (por exemplo, milho (9,4%), arroz (6,5%), quinoa (14,1%) e trigo (12,6%)) [111, 124, 125]. O USDA (*Departamento de Agricultura dos Estados Unidos*) confirmou que as sementes de chia contêm certos aminoácidos exógenos (arginina, leucina, fenilalanina, vaína e lisina) e certos aminoácidos endógenos (ácidos glutâmico e aspártico, alanina, serina e glicina) [126]. Além disso, a chia é muito apreciada por pacientes que sofrem de doença celíaca devido à ausência da proteína do glúten [108]. *A S.hispanica* é rica em fibra alimentar. Contém entre 34g e 40g por 100g [108, 111]. As sementes de chia são também uma boa fonte de minerais como o cálcio, fósforo, potássio, magnésio e vitaminas (A, B, K, E, D, principalmente vitaminas B1, B2 e niacina). O teor de cálcio é mais elevado do que o do arroz, da cevada, do milho e da aveia. Em comparação com outros cereais, as sementes de chia são mais ricas noutros minerais, como o magnésio, o potássio e o fósforo [111, 124]. Concentrando-se no conteúdo fenólico, as sementes de chia contêm 8,8%. As sementes de chia também contêm níveis elevados de ácido cafeico, ácido clorogénico, quercetina, ácido rosmarínico, ácido gálico, ácido cinâmico, miricetina e kaemferol.

Contêm também isoflavonas como a daidzeína, a gliciteína e a genisteína, em pequenas quantidades [121, 127].

5.2.4 Propriedades terapêuticas

Os benefícios da utilização da chia como suplemento nutricional são enormes [121]. As sementes e o óleo de chia contêm um grande número de antioxidantes naturais, tais como tocoferóis, fitoesteróis, carotenóides e compostos polifenólicos. Os compostos polifenólicos são os complexos mais importantes que contribuem para a atividade antioxidante das sementes de chia. São capazes de eliminar radicais livres, quelatar iões e doar hidrogénios [107]. Os compostos antioxidantes ajudam a reduzir o risco de doenças crónicas (cancro e ataque cardíaco) e protegem contra certas doenças, como a diabetes, a doença de Alzheimer e a doença de Parkinson [112]. Vários estudos evidenciaram a atividade antioxidante das sementes de chia [113, 128-131]. São, por isso, consideradas um excelente exemplo de alimento rico em antioxidantes. Os fitoesteróis têm também propriedades antimicrobianas e cardio-protectoras [121]. Para além disso, o ALA contido nas sementes de chia é capaz de bloquear a disfunção dos canais de cálcio e de sódio, que podem causar hipertensão. Estes PUFAs podem também melhorar a variabilidade da frequência cardíaca e proteger contra a arritmia ventricular [132]. Além disso, são hepatoprotectores e têm actividades anti-inflamatórias, antidiabéticas, redutoras do colesterol e protectoras contra o cancro, a artrite e as doenças auto-imunes. O LA , por sua vez, tem **actividades** anti-inflamatórias, anti-hipertensivas, anti-trombóticas e anti-cancerígenas **[108, 109, 111, 112, 133]**. Além disso, os compostos químicos presentes nas sementes de chia, tais como o ácido cafeico, o ácido ferúlico, o ácido clorogénico, o ácido rosmarínico e os flavonóides (quercetina, kaempferol, daidzeína, etc.) têm diferentes actividades biológicas que vão desde a atividade antioxidante, anti-envelhecimento e anti-hipertensiva até à atividade anticarcinogénica, anti-inflamatória e protetora dos neurónios [109, 121]. Além disso, a fibra presente em grandes quantidades pode reduzir o risco de doença coronária, o risco de DM2 e vários tipos de cancro, e a sua presença nas refeições ajuda a reduzir a fome subsequente [130].

5.2.5 Perfil de segurança/Toxicidade

A *S.hispanica*, sendo um alimento funcional, é considerada segura e sem efeitos potencialmente nocivos [120]. Foi demonstrado que a chia não tem efeitos tóxicos, anti-nutricionais ou alérgicos na saúde humana [134, 135]. No entanto, vários estudos mencionaram que as sementes de chia não contêm micotoxinas e glúten, que são potencialmente tóxicos [108, 111]. Os suplementos dietéticos com outras fontes de ómega-3, como as sementes de linhaça ou os produtos marinhos, resultam geralmente em alergias, sabor a peixe, diarreia e problemas do trato gastrointestinal. No entanto, estudos revelaram que, independentemente da forma da chia, a sua inclusão não induziu quaisquer sintomas de comportamento anormal, diarreia, dermatite ou efeitos de imuno-nocificação [136, 137].

Devido ao aumento da ingestão alimentar de chia e ao número crescente de utilizações autorizadas nos últimos anos, a Comissão Europeia convidou recentemente o Painel Científico da EFSA: NDA (*Novos Alimentos e Alergénios Alimentares*) a emitir um parecer sobre a avaliação global da segurança das sementes de chia enquanto novo alimento. Com base nos dados fornecidos, nas avaliações de segurança anteriores das sementes de chia e nas informações extraídas de uma pesquisa bibliográfica aprofundada efectuada pela EFSA, o painel científico chegou à conclusão de que as sementes de chia têm um bom perfil de segurança nas condições de utilização avaliadas [138]. Apesar da existência de vários relatórios epidemiológicos e experimentais que promovem a utilização da chia como suplemento oral, os protocolos de extração e dose eficaz precisam de ser normalizados para garantir o seu consumo humano generalizado e uma utilização terapêutica mais ampla, apoiada por dados científicos sólidos [121].

6 AS FOLHAS

6.1 Moringa

6.1.1 Descrição

A Moringa oleifera Lam (*Moringa pterygosperma G.*) é conhecida como a "árvore do pilão" devido ao aspeto das vagens imaturas, a "árvore do rábano" devido ao sabor dos preparados de raiz moídos ou a "árvore do óleo de ben" devido ao óleo extraído das suas sementes. Esta planta é originária do noroeste da Índia, o seu principal produtor. É uma árvore que cresce amplamente em muitos países tropicais e subtropicais. É cultivada comercialmente na Índia, na América do Sul e Central, em África, no México, no Havai e em todo o Sudeste Asiático [139, 140].

A M.oeifera pertence à família *Moringacae*, género *Moringa*. É a espécie mais conhecida, mais utilizada e mais estudada da sua família. Existem 14 espécies no género *Moringa*: *M.arborea*, *M.longituba*, *M.borziana*, *M.pygmaea*, *M.hildebrandtii*, *M.drouhardii*, *M.longituba*, *M.peregrina*, *M.stenopetala*, *M.rivae*, *M.ruspoliana*, *M.Ovalifolia*, *M.Concanensis* e *M.oleifera*. Esta última é capaz de sobreviver em climas quentes, húmidos ou secos e em solos pobres [139]. As várias partes da *M.oleifera* podem ser utilizadas, incluindo folhas, sementes, vagens imaturas em algumas regiões, casca e raízes. No entanto, as folhas *de M.oeifera* (**Figura 9**) são as mais utilizadas devido ao seu elevado e importante conteúdo nutricional [139, 140].

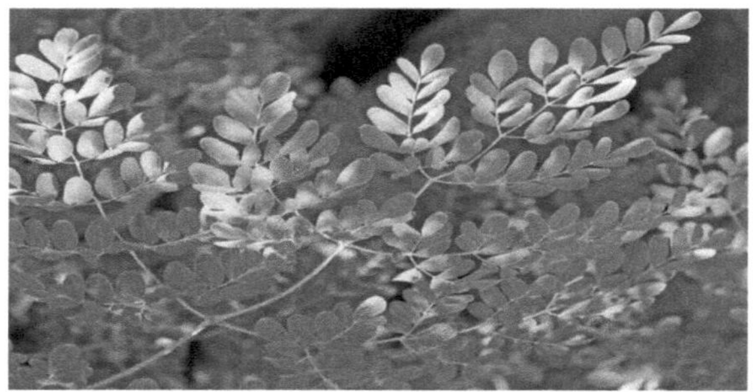

Figura 6: As folhas de *M.oleifera* [141]

6.1.2 História

A Moringa ganhou o título de "árvore milagrosa" graças às suas diversas propriedades nutricionais e terapêuticas. É uma planta altamente nutritiva que é considerada ideal para tratar a malnutrição nos países em desenvolvimento. *A M.oleifera* ganhou atenção comercial principalmente com base no seu conteúdo de aminoácidos e flavonóides, que podem ser de grande utilidade na produção de suplementos alimentares e cosméticos. De facto, se compararmos a moringa com outras plantas e fontes nutricionais, verificamos que 100g de folhas secas *de M.oleifera* contêm 7 vezes mais vitamina C do que as laranjas, 10 vezes mais vitamina A do que as cenouras, 17 vezes mais cálcio do que o leite, 9 vezes mais proteínas do que o iogurte, 15 vezes mais potássio do que as bananas e 25 vezes mais ferro do que os espinafres. É raro encontrar tantos nutrientes num único vegetal e em tão grandes quantidades [139]. Devido à sua riqueza em nutrientes, a moringa tem atraído um grande interesse. O conteúdo das folhas de moringa (FM) varia de acordo com a composição genética da planta, particularmente a cultivar e o ambiente de crescimento [142]. Desde as folhas até às raízes, podem ser obtidas boas quantidades de minerais importantes, proteínas, vitaminas, β-caroteno, aminoácidos e compostos fenólicos. As folhas e os frutos da Moringa são normalmente utilizados como legumes em alguns países. Os FMs também podem ser secos e utilizados ou moídos em pó, tornando-os mais fáceis de preservar e utilizar. Independentemente da forma como *a M.oleifera* é utilizada ou preservada, não perde o seu valor nutricional excecional [139]. Como é do conhecimento geral, a cozedura faz com que a maioria dos vegetais perca os seus nutrientes. No entanto, verificou-se que a FM fresca, cozinhada ou conservada seca em pó durante meses sem refrigeração, mantém o seu valor nutritivo. Para além disso, o ferro presente nas folhas cozidas estava 3 vezes mais disponível do que nas folhas frescas *de M.oleifera*. Os mesmos resultados foram encontrados para o pó de folhas [143].

6.1.3 Composição

A FM contém uma maior variedade e quantidade de proteínas do que outras partes da planta. Numa base de matéria seca, uma folha *de M.oleifera* contém um teor de proteína bruta que varia entre 23,0% e 30,3% e um teor de fibra bruta total tão baixo como 5,9%. Em comparação com a soja, que é considerada um alimento padrão de ouro, o seu teor de fibra é quase equivalente. Outra caraterística marcante da FM é a sua riqueza em minerais, com um teor de pó de até 12%, que é significativamente maior do que o da farinha de soja ou milho. Numa base de matéria seca, a folha de moringa contém 24700mg/kg de cálcio, 4400mg/kg de fósforo, 318,81 mg/Kg de ferro, 190mg/kg de magnésio e 22,05 mg/kg de zinco. Estas abundâncias de minerais nas folhas são relativamente elevadas em comparação com as folhas de outras árvores. Verifica-se que o pó de FM pode substituir parcialmente o leite para as crianças, graças ao seu teor de cálcio. Dado que a deficiência de ferro é uma caraterística geralmente comum aos alimentos à base de plantas, os alimentos à base de FM são a exceção. Há 25 vezes mais ferro nas bagas de lobo do que nos espinafres. Além disso, a sua taxa de absorção é superior à dos espinafres e de outros vegetais de folha. A FM também contém 7,09% de lípidos, mais do que outras plantas forrageiras lenhosas. Mais de metade (57%) dos ácidos gordos de uma folha de *M.oleifera* são PUFAs, dos quais o ALA tem o teor mais elevado. *A M.oleifera* também tem um elevado teor de aminoácidos. Esta planta contém 16 a 19 aminoácidos, incluindo os 10 aminoácidos essenciais: treonina, tirosina, metionina, valina, fenilalanina, isoleucina, leucina, histidina, lisina e triptofano. Nas MF, o perfil completo de aminoácidos essenciais representa 52,19% do total de aminoácidos. São também ricas em vitaminas, polifenóis (ácidos fenólicos e flavonóides) e carotenóides. De facto, o teor total de fenóis e flavonóides fornecido pela MF é duas vezes superior ao da couve, espinafres, brócolos, couve-flor e ervilhas [142]. Os principais flavonóides fornecidos pelas folhas *de M.oleifera* são a miricitina, a quercetina e o kaempferol, com concentrações de 5,8, 0,207 e 7,57 mg/g, respetivamente. O ácido gálico é o ácido fenólico mais abundante presente na MF, com uma concentração de 1,034mg/g de peso seco. Além disso, os ácidos clorogénico e cafeico estão presentes em concentrações que variam de 0,018 a 0,489 mg/g de peso seco e 0,409 mg/g de peso seco, respetivamente. Os taninos, sendo compostos fenólicos solúveis em água, estão presentes nas folhas secas de moringa em concentrações que variam de 13,2 a 20,6 g de tanino/kg [144]. Os taninos podem ser considerados anti-nutrientes porque interagem com tripsina e amilase para formar complexos que interferem com a digestão. No entanto, a secagem, a fermentação e a ensilagem reduzem os taninos em 15 a 30% em comparação com a esteira fresca [142]. Além disso, uma concentração média de 40-139µg/100g de carotenóides totais é encontrada em folhas frescas de moringa, dos quais cerca de 47,8% são β-carotenos. Estes são precursores muito importantes da vitamina A. Os FMs são também uma fonte importante de vitamina E, que tem propriedades antioxidantes e aumenta a imunidade celular, e vitamina C, que está presente numa concentração de 200mg/100g [142, 144].

Além disso, outros compostos foram relatados em estudos de FM, incluindo alcalóides, glucosinolatos e isotiocianatos. As saponinas também são encontradas em concentrações que variam de 64 a 81 g/kg de peso seco de folhas liofilizadas [144]. As saponinas são responsáveis pelo sabor amargo da FM. Outros anti-nutrientes, como os fitatos e os oxalatos, podem afetar seriamente a absorção de oligoelementos nas fontes alimentares e complicar a digestão. No entanto, estas duas substâncias só estão presentes no FM em níveis baixos: 22,3 mg/g de matéria seca e 27,5 mg/g de matéria seca para fitatos e oxalatos, respetivamente. Isto é muito mais baixo do que nas folhas de espinafre ou na erva-de-são-joão [142].

6.1.4 Propriedades terapêuticas

Tendo em conta os valores nutricionais acima referidos, *a M.oleifera* oferece uma série de benefícios para a saúde humana. Devido aos elevados níveis de antioxidantes presentes nas MF, estas podem ser utilizadas em pacientes que sofrem de doenças inflamatórias, incluindo cancro, hipertensão e DCV. Foi demonstrado que o β-caroteno presente nas folhas *de M.oleifera* actua como antioxidante. De acordo com um estudo, a MF pode ser uma fonte importante de vitamina A para as crianças. Só quando ingeridos em combinação é que os antioxidantes têm o seu efeito máximo sobre os danos causados pelos radicais livres. De facto, as folhas *de M.oleifera* contêm uma vasta combinação de antioxidantes que se revelou mais eficaz do que um único antioxidante, provavelmente devido a mecanismos sinérgicos. O extrato de folhas de *M.oleifera* também contém taninos, saponinas, flavonóides, terpenóides e glicosídeos. Estes compostos têm propriedades antioxidantes e são agentes antimicrobianos eficazes. Os compostos fenólicos actuam como antioxidantes primários. Inactivam os radicais livres lipídicos e impedem a decomposição dos hidroperóxidos em radicais livres. Num estudo de extractos aquosos e etanólicos de folhas liofilizadas de

M.oleifera provenientes de diferentes regiões agro-climáticas, verificou-se que os diferentes extractos inibiam a peroxidação da AL em 89,7% a 92%. Estes extractos também eliminam os radicais superóxidos. Esta atividade antioxidante varia de acordo com as propriedades do solo e a temperatura ambiente **[144]**.

O extrato de FM inibe a produção de citocinas pelos macrófagos humanos, em particular o fator de necrose tumoral (TNF-α) e as interleucinas pró-inflamatórias induzidas pelo fumo do cigarro e pelo lipopolissacárido. Do mesmo modo, o concentrado *de M.oleifera* e os isotiocianatos reduzem a expressão dos genes e a produção de marcadores inflamatórios pelos macrófagos. Em ratos imunodeficientes induzidos por ciclofosfamida, os extractos *de M.oleifera* estimulam as respostas imunitárias celulares e humorais. Esta atividade é assegurada por um aumento dos glóbulos brancos, da percentagem de neutrófilos e das imunoglobulinas séricas. A quercetina pode também estar envolvida na redução do processo inflamatório. De facto, inibe a ação do fator de transcrição kappa-beta (NF-kβ) e os eventos e a inflamação que se seguem. Além disso, a fermentação da *M.oleifera* demonstrou melhorar as suas propriedades anti-inflamatórias. A presença de quercetina nos extractos metanólicos das folhas de *M.oleifera* confere a esta planta uma ação hepatoprotectora. De facto, foi demonstrado que a FM reduz a aspartato amino transferase (ASAT), a alanina amino transferase (ALAT), a fosfatase alcalina e a creatinina plasmática. Também melhoram as lesões hepáticas e renais induzidas por medicamentos e reduzem os níveis de lípidos e de peroxidação lipídica no fígado de ratos. Foram observados resultados semelhantes num rato co-tratado com FM e NiSO4 para induzir nefrotoxicidade. Além disso, em ratos alimentados com uma dieta rica em gordura em associação com folhas *de M.oleifera*, foram observadas as mesmas reduções nas enzimas hepáticas. Além disso, num modelo de esteatose hepática em cobaias, o tratamento com MF resultou em concentrações mais baixas de colesterol hepático e TG nos animais tratados em comparação com os controlos. Esta diminuição dos lípidos hepáticos foi acompanhada por uma redução da inflamação e da expressão dos genes envolvidos na absorção dos lípidos e na inflamação. Contudo, não foi observada qualquer redução da inflamação na acumulação de lípidos no tecido adiposo das cobaias [144].

Quase todas as partes da "árvore milagrosa" expressaram atividade analgésica em diferentes modelos animais. Verificou-se que o extrato de folhas de *M.oleifera* tem uma atividade analgésica inquestionável em modelos centrais (método da placa quente) e periféricos (método de contorção induzida por ácido acético) de uma forma dependente da dose. Foi demonstrado que os extractos de FM têm propriedades analgésicas potentes semelhantes às da indometacina, bem como propriedades anti-enxaqueca. Além disso, num modelo animal de pirexia induzida por LB, foi observada uma atividade antipirética significativa do extrato de FM em doses de 100, 200 e 400 mg/kg [145].

Devido ao elevado custo e aos efeitos secundários dos medicamentos sintéticos anti-demência, existe um interesse crescente nos produtos naturais que contêm flavonóides. Estes produtos são considerados candidatos promissores para a prevenção e/ou tratamento de doenças neurodegenerativas. Pensa-se que o extrato de FM tem uma atividade antioxidante e efeitos nootrópicos que promovem a capacidade cognitiva [146]. Como o extrato é rico em vitaminas C e E, ajuda a melhorar a memória dos doentes de Alzheimer. Além disso, o extrato alcoólico de FM ajuda a combater o stress oxidativo e, por conseguinte, tem um efeito preventivo na doença de Alzheimer num modelo de rato da doença de Alzheimer induzida pela colchicina [145]. Foi demonstrado que *a M.oleifera* estimula o crescimento neuronal e a sobrevivência em condições de tratamento difíceis. Por exemplo, o extrato etanólico das folhas de *M.oleifera*, a uma concentração de 30µg/mL, é capaz de promover o crescimento neuronal e a diferenciação neuronal de neurónios embrionários primários de uma forma dependente da concentração. Do mesmo modo, o extrato de folhas de *M.oelifera* pode aumentar o número e o comprimento dos dendritos e dos brônquios axonais, o comprimento dos axónios e pode também facilitar a sinaptogénese. Estudos anteriores também mostraram que o extrato de folha de *M.oleifera* pode ser um remédio eficaz como agente para tratar o sistema nervoso e melhorar com sucesso a memória. Verificou-se que a administração do extrato de FM a uma concentração de 300mg/Kg durante 28 dias consecutivos em ratos que sofriam de degeneração cortical temporal induzida por AlCl3 reduziu a taxa de neurotoxicidade e o processo de neurodegeneração. Um estudo realizado em modelos padronizados de ratos com depressão confirmou o efeito antidepressivo da *M.oleifera*. Este efeito foi demonstrado pela administração diária de 200 mg/Kg do extrato alcoólico das folhas de *M.oleifera* em associação com fluoxetina numa dose diária de 10 mg/Kg durante 14 dias consecutivos. Isto sugere que uma combinação de *M.oleifera* e fluoxetina ou outros inibidores selectivos da recaptação da serotonina (SSRI) pode ter um potencial promissor [146].

Após a suplementação com extrato aquoso de FM numa dose de 100 mg/Kg, observou-se uma melhoria da sensibilidade à insulina, um aumento da capacidade antioxidante total e uma melhor tolerância imunitária. Isto é consistente com outro relatório que indica que *a M.oleifera* é capaz de melhorar a intolerância à glucose. Pode também reduzir as complicações associadas à diabetes. De facto, utilizando ratos de controlo e ratos diabéticos cuja diabetes foi induzida por estreptozotocina, verificou-se que a administração de extrato de FM (250 mg/Kg) durante 6 semanas desempenhou um papel fundamental na redução das complicações diabéticas. Isto deve-se ao facto de proteger as lesões renais e a inflamação induzida pela diabetes [146]. Vários compostos fornecidos pelas folhas de *M.oleifera* podem estar envolvidos na homeostase da glucose. Por exemplo, foi relatado que os isotiocianatos reduzem a resistência à insulina e a gluconeogénese hepática. Os ácidos fenólicos e os flavonóides também influenciam a massa e a função das células β e aumentam a sensibilidade à insulina nos tecidos periféricos. Além disso, os compostos fenólicos, os flavonóides e os taninos inibem as actividades da sacarase intestinal e da α-amilase pancreática [144]. Além disso, vários compostos contidos nos FMs são utilizados na estabilização da pressão arterial, incluindo nitrilo, glicosídeos de óleo de mostarda e glicosídeos de tiocianato. Verificou-se que os 4 compostos puros isolados do extrato etanólico das folhas de *M.oleifera*, niazinina A, niazinina B, niazimicina e niazinina A+B, têm um efeito hipotensor em ratos, provavelmente mediado por um efeito antagonista do cálcio. Um estudo recente indicou que *a M.oleifera* reduziu a oxidação vascular em ratos espontaneamente hipertensos [144].

Contêm compostos fenólicos e flavonóides que desempenham um papel importante na regulação dos lípidos, inibindo a atividade da colesterol esterase pancreática. Desta forma, reduzem e retardam a absorção do colesterol e formam complexos com os ácidos biliares para a sua excreção. Em ratos alimentados com uma dieta rica em gorduras, pensou-se que o β-sitosterol contido nos FMs era responsável pela queda do colesterol plasmático nos animais testados. Ao ligarem-se ao colesterol e aos ácidos biliares, as saponinas presentes nas folhas *de M.oleifera* impedem a absorção do colesterol e aumentam a excreção fecal dos ácidos biliares, reduzindo a sua circulação entero-hepática.

Para compensar o aumento da eliminação de ácidos biliares, o organismo efectua uma síntese melhorada de ácidos biliares a partir do colesterol no fígado, o que reduz o colesterol plasmático [144]. Por outro lado, vários estudos relataram que os extractos de folhas *de M.oleifera* têm propriedades que inibem eficazmente o crescimento de células cancerígenas da mama, do pâncreas e colorrectais. De facto, *a M.oleifera* tem atraído um grande interesse pelas suas propriedades quimioprotectoras. As FMs têm a capacidade de proteger os organismos e as células contra os danos oxidativos do ADN associados ao cancro e às doenças degenerativas. Foi demonstrado que o extrato de FM inibe a viabilidade de células de leucemia mieloide aguda, de leucemia linfoblástica aguda e de carcinoma hepatocelular. Esta atividade anti-cancerígena está ligada a vários compostos bioactivos da FM, incluindo o isotiocianato, a niazimicina e o β-sitosterol. Foi demonstrado que o extrato de FM limita a propagação das células cancerosas do pâncreas inibindo a transcrição nas células cancerosas, ao mesmo tempo que aumenta a eficácia da quimioterapia nestas células. Foram também demonstrados efeitos antiproliferativos semelhantes nas células do cancro da mama [144].

6.1.5 Perfil de segurança/Toxicidade

Não foram registados efeitos adversos em estudos humanos. Várias preparações de M.oleifera foram utilizadas tradicionalmente e continuam a ser utilizadas em todo o mundo como alimentos e medicamentos sem que tenham sido comunicados quaisquer efeitos adversos. A toxicidade potencial das folhas de *M.oleifera* foi avaliada em vários ensaios com animais [140].

Um estudo em ratos albinos Wistar relatou que um extrato aquoso de FM não causou mortalidade em doses orais de até 6400 mg/Kg. Nos ratos, doses mais elevadas (3200 e 6400 mg/Kg) provocaram embotamento e redução da locomoção. Não foram observadas diferenças significativas na qualidade do esperma dos ratos ou nos seus parâmetros histológicos, bioquímicos ou hematológicos. A dose limite LD50 foi determinada como sendo 1585/mg/Kg. Num outro estudo, foram encontrados eritrócitos policromáticos micro-nucleados na medula óssea do fémur de ratos Sprague-Dawley após a administração de doses elevadas de FM (3000 mg/Kg). Este estudo indicou que, devido às elevadas concentrações de compostos azotados na *M.oleifera*, doses superiores a 3000 mg/Kg podem causar toxicidade aguda e um aumento dos níveis de ureia nos ratos **[147]**. Numa série de experiências, a citotoxicidade de um extrato aquoso de FM foi avaliada expondo células mononucleares do sangue periférico humano in vitro a doses graduais do extrato. A citotoxicidade foi observada a 20mg/Kg, uma concentração que não pode ser alcançada por via oral. Vários estudos de toxicidade em animais indicam que o extrato de folhas secas *de M.oleifera* pode ser seguro para consumo, embora em doses elevadas e ingestões prolongadas possa ser tóxico através da acumulação de determinados elementos. Por conseguinte, recomenda-se que não se exceda uma dose máxima de 70g/dia **[139]**.

6.2 Chá verde

6.2.1 Descrição

Atualmente, o chá é a segunda bebida mais consumida no mundo, logo a seguir à água. A planta do chá chama-se *Camillia sinensis* e pertence à família *Theaceae*. O chá preto, o chá oolong e o chá verde (**Figura 9**) são as três principais formas de chá e são produzidos a partir das folhas da *C.sinensis*. Trata-se de um arbusto ou árvore de folha perene que é geralmente podado para 2-5 pés para cultivo, mas pode atingir uma altura de 30 pés. As suas folhas são verde-escuras, ovais com bordos serrilhados. As suas flores são brancas, perfumadas e aparecem isoladas ou em cachos. Uma vez que os 3 tipos de chá acima mencionados provêm da mesma planta *C.sinensis*, a diferença reside na forma como as folhas são processadas. Os 3 tipos de chá são classificados de acordo com o nível de antioxidantes e o grau de fermentação. Ao contrário do chá preto e do oolong, o chá verde é produzido sem oxidar as folhas de chá jovens. O chá verde é produzido através da vaporização das folhas frescas a altas temperaturas, o que inativa as enzimas oxidantes. Isto mantém intacto o teor de polifenóis e protege a maior parte das vitaminas presentes. Consequentemente, o chá verde é mais rico em antioxidantes do que os outros chás [148, 149].

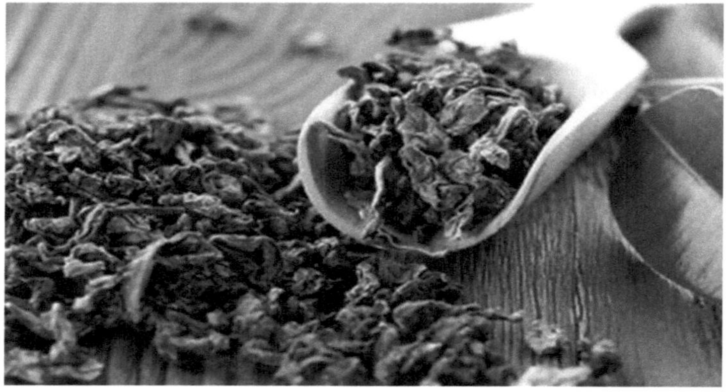

Figura 7F olhas de chá verde [150]

6.2.2 História

Com base na literatura disponível, o chá foi consumido pela primeira vez como bebida ou medicamento pela população chinesa por volta de 2737 a.C. [149]. O primeiro chá verde foi exportado da Índia para o Japão no século XVII [151]. Atualmente, o chá é consumido em quase todos os países do mundo. Os principais produtores de chá são a China, a Índia e o Quénia. O chá é cultivado nos seis continentes e, anualmente, são produzidos e consumidos cerca de 3 mil milhões de quilos de chá em todo o mundo [149]. Os maiores consumidores de chá são os habitantes da Europa, principalmente da Grã-Bretanha, que consomem cerca de 540 ml de chá por dia. No entanto, a pessoa média no mundo consome cerca de 120 ml/dia **[149]**. Atualmente, o chá verde é também utilizado na preparação de vários alimentos, preparações farmacêuticas e cosméticos **[151]**.

6.2.3 Composição

O chá verde contém principalmente polifenóis (90%), aminoácidos (7%), proantocianidinas e cafeína (3%). As catequinas e os flavonóis (miricetina, caempherol, quercetina, ácido clorogénico, ácido coumarilquínico e teogalina) são os principais polifenóis presentes no chá verde **[150]**. O grupo das catequinas (flavan-3-ol) faz parte do grupo dos flavonóides. Os flavonóides são um dos grupos mais comuns e variados de polifenóis(309). As principais catequinas presentes são a catequina (C), a epicatequina (EC), a galocatequina (GC), a epigalocatequina (EGC), o galato de epicatequina (GEC), o galato de epigalocatequina (GEGC) e o galato de galocatequina (GCG). Das catequinas mencionadas, 80% de todas as catequinas do chá verde são compostas por GEGC, GEC e EGC **[152]**.

O teor percentual do chá é variável e depende de vários factores ambientais, incluindo as condições de cultivo, o solo, as condições climáticas e outros factores externos, como a luz, a geografia, os micróbios e a temperatura **[152]**. Além disso, a altura da colheita e a idade das folhas são factores que influenciam a qualidade do chá. Durante as colheitas subsequentes, a quantidade de teanina, teobromina, cafeína, catequina e GCG diminui. No entanto, nas mesmas condições, regista-se um aumento de CE, GEGC e EGC. Da mesma forma, verificou-se que as folhas jovens (até à 7ª folha) contêm níveis mais elevados de cafeína, GEGC, GEC e outras catequinas do que as folhas mais velhas. Este facto deve-se provavelmente ao processo de murchamento. A catequina mais abundante na *C.sinensis* é a GEGC, que representa 50-80% do total de catequinas. Pensa-se que esta substância é a principal responsável pelos vários benefícios do chá verde para a saúde. Com base nos dados da EFSA, 100 ml de chá verde correspondem a 126 mg de catequinas. De acordo com a FDA, existem 71 mg de GEGC em 100 ml de chá verde. Além disso, existem o ácido clorogénico e o ácido coumarilquínico, bem como a teogalina (ácido 3-galoilquínico) e a teanina (5-N-etilglutamina). Estas 4 substâncias encontram-se exclusivamente no chá. Existem também vestígios de outras metilxantinas comuns, a teobromina e a teofilina. O chá também é capaz de acumular alumínio e manganês. Dependendo do processo de fermentação e da idade e tamanho das folhas de chá, vários minerais como o flúor, o zinco, o crómio, o selénio, o cálcio e o magnésio estão presentes nas folhas de chá em concentrações variáveis [149].

6.2.4 Propriedades terapêuticas

Na antiga medicina popular asiática, o chá era considerado um medicamento eficaz para o tratamento de várias doenças. O chá verde tem atraído uma grande atenção, principalmente devido à sua excecional riqueza em antioxidantes, o que o torna um regulador-chave dos radicais livres. De facto, é considerado um alimento funcional porque pode conferir numerosos benefícios fisiológicos para além do seu conteúdo nutricional [149]. O potencial antioxidante do chá verde é influenciado pelo processo tecnológico de tratamento. De facto, o chá verde é muito mais rico em catequinas do que o chá preto, uma vez que a fermentação deste último resulta na oxidação das catequinas em teaflavinas. É importante notar, no entanto, que quanto maior for o teor de catequinas do chá, maior será a atividade antioxidante. Além disso, o aumento da temperatura aumenta a atividade antioxidante da infusão de chá verde [152]. Ao proteger contra os oxidantes e os radicais livres, o chá verde também reforça o sistema imunitário. Também inibe a peroxidação lipídica. Este efeito foi igualmente observado no rim após a administração oral do principal polifenol do chá verde, o GEGC. Além disso, o chá verde, o seu extrato e os seus constituintes demonstraram prevenir o stress oxidativo e os problemas neurológicos. O chá verde tem também um efeito quimiopreventivo nos fumadores de cigarros. Para além da sua atividade antioxidante, os constituintes do chá verde têm efeitos antimutagénicos e anticarcinogénicos e podem proteger o ser humano contra o risco de cancro provocado por agentes ambientais. De facto, verificou-se que o consumo de chá verde protege contra muitos tipos de cancro, incluindo os do pulmão, cólon, esófago, boca, estômago, intestino delgado, rim, pâncreas e glândulas mamárias [151]. Existem provas in vivo abundantes que confirmam que beber chá verde ou tomá-lo como suplemento dietético tem propriedades anti-cancerígenas. No entanto, deve ser claramente salientado que o chá verde e as catequinas não podem substituir a quimioterapia padrão [152]. Para demonstrar os efeitos do chá verde contra o cancro da mama, foi realizado um estudo caso-controlo no sudeste da China entre 2004 e 2005. Havia 1009 pacientes com idades compreendidas entre os 20 e os 87 anos com cancro da mama confirmado histologicamente e 1009 mulheres saudáveis de controlo da mesma idade, recrutadas aleatoriamente em clínicas de doenças da mama. Foram recolhidas informações sobre a duração, frequência, quantidade, preparação e tipo de consumo de chá, bem como sobre a dieta e o estilo de vida. Verificou-se que as consumidoras de chá verde tendiam a viver em zonas urbanas, tinham mais habilitações literárias e consumiam mais café, álcool, soja, legumes e fruta. Após o ajustamento para factores de confusão estabelecidos e potenciais, verificou-se que o consumo de chá verde estava associado a um risco reduzido de cancro da mama. Foram observadas relações dose-resposta semelhantes para a duração do consumo de chá, o número de chávenas consumidas e os novos lotes preparados por dia. Além disso, estudos em modelos animais mostraram que as catequinas do chá verde oferecem alguma proteção contra doenças degenerativas. Em alguns estudos, verificou-se que o chá verde tem uma atividade antiproliferativa no hepatoma e uma atividade hipolipidémica em ratos tratados para o hepatoma, além de prevenir a hepatotoxicidade. Para além da sua atividade antimutagénica, as catequinas do chá verde são também consideradas como imunomoduladores da imunodisfunção causada por tumores transplantados ou por tratamento carcinogénico. Na doença hepática crónica, a proliferação da fibrose hepática está intimamente ligada à proliferação das células estreladas hepáticas. O GEGC tem um potencial efeito inibidor sobre estas células. Estudos recentes sugeriram que os polifenóis do chá verde podem proteger contra as doenças de Parkinson, Alzheimer e outras doenças neurodegenerativas. Além disso, foi demonstrado que os polifenóis do chá verde têm uma atividade neuroprotectora em culturas celulares e modelos animais, como a prevenção de danos celulares induzidos por neurotoxinas [151].

À luz de vários estudos epidemiológicos e ensaios clínicos, o chá verde demonstrou reduzir o risco de muitas doenças crónicas. Estes efeitos são atribuídos à presença de polifenóis, que são poderosos antioxidantes. Em particular, o chá verde baixa a tensão arterial e reduz o risco de acidente vascular cerebral e de doença coronária. Alguns estudos em animais sugeriram que o chá verde pode proteger contra o desenvolvimento de doenças coronárias, reduzindo os níveis de açúcar no sangue e o peso corporal. No entanto, estes dados baseiam-se em populações animais de meia-idade e não em populações idosas, cujo estado nutricional é mais suscetível de ser influenciado por factores biológicos [151].

A eficácia do chá verde no tratamento da febre tifoide e de todos os tipos de diarreia é bem conhecida na Ásia desde os tempos antigos. As catequinas do chá verde inibem eficazmente as infecções por *Helicobacter pylori*. O chá verde também demonstrou ser eficaz contra o vírus *do herpes simplex* e o vírus da gripe, particularmente nas fases iniciais. As catequinas do chá verde inibem igualmente a infeção por adenovírus in vitro. Um estudo evidenciou o efeito antifúngico das catequinas do chá verde contra *a Candida albicans*. Este estudo também sugeriu a combinação de catequinas com doses mais baixas de antimicóticos para evitar os efeitos secundários dos antimicóticos **[151]**.

O consumo de chá verde está associado a um aumento da densidade mineral óssea. De facto, foi identificado como um fator de proteção independente contra o risco de fracturas da anca. Vários estudos demonstraram os efeitos positivos dos extractos de chá verde e dos seus polifenóis na proliferação e na atividade das células ósseas. Num sistema experimental, verificou-se que o chá verde actua preservando o sistema de defesa antioxidante do cristalino **[151]**. Além disso, a suplementação com extrato de chá verde descafeinado demonstrou ter efeitos benéficos nas espécies reactivas de oxigénio induzidas pela hemodiálise, nos factores de risco da doença aterosclerótica e nas citocinas pró-inflamatórias. A farmacocinética de uma dose oral de catequinas foi comparada entre indivíduos saudáveis e doentes em hemodiálise. Os efeitos antioxidantes de três doses diferentes (0, 455 e 910 mg) de catequinas orais foram comparados com os da vitamina C oral (500 mg) durante uma sessão de hemodiálise. Os pacientes que tomaram o suplemento de catequinas apresentaram uma redução da atividade plasmática do ácido hipocloroso promovida pela hemodiálise, mais eficazmente do que o placebo ou a vitamina C. Entre os tratamentos com 455 e 910 mg de catequinas, não se verificou qualquer diferença significativa na redução da atividade plasmática do ácido hipocloroso. As catequinas reduziram igualmente de forma significativa a expressão das citocinas pró-inflamatórias reforçadas pela hemodiálise

[151]. Estudos sobre as propriedades termogénicas do chá verde mostraram que existe uma interação sinérgica entre a cafeína e as catequinas, que parecem prolongar a estimulação simpática da termogénese. Com base num estudo humano sobre um extrato de chá verde contendo 90 mg de GEGC administrado 3 vezes por dia, concluiu-se que os homens que tomaram o extrato queimaram mais 266 calorias por dia do que os que tomaram o placebo. Foi igualmente sugerido que os efeitos termogénicos do chá verde poderiam desempenhar um papel no controlo da obesidade. Do mesmo modo, os polifenóis do chá demonstraram inibir claramente as lipases digestivas in vitro, levando a uma redução da lipólise dos TG e, por conseguinte, a uma possível redução da digestão das gorduras nos seres humanos **[148]**.

6.2.5 Perfil de segurança/Toxicidade

De um modo geral, o chá verde é considerado uma bebida segura, não tóxica e, geralmente, não apresenta efeitos secundários. A dosagem do chá verde varia consoante a situação clínica e o efeito terapêutico pretendido. Recomenda-se geralmente o consumo de 3 a 10 chávenas de chá por dia, embora os efeitos de prevenção do cancro estejam geralmente associados a doses mais elevadas **[148]**.

O chá verde oferece uma série de benefícios inegáveis para a saúde humana, mas os efeitos do chá verde e dos seus constituintes são benéficos até uma determinada dose. Com doses mais elevadas, podem ser provocados efeitos indesejáveis desconhecidos. Além disso, as catequinas do chá verde produzem efeitos que podem não se manifestar da mesma forma em todos os indivíduos. A GEGC extraída do chá verde é citotóxica, pelo que o consumo de doses elevadas de chá verde pode induzir uma citotoxicidade aguda nas células do fígado, um órgão metabólico essencial do organismo. Outro estudo revelou que um consumo mais elevado de chá verde pode causar danos oxidativos no ADN do pâncreas e do fígado de hamster. Um estudo esclareceu que o GEGC actua como um pró-oxidante, em vez de um antioxidante, nas células β pancreáticas in vivo. Por conseguinte, o consumo excessivo de chá verde pode ser prejudicial para os animais diabéticos no controlo da hiperglicemia. Quando o extrato de chá verde foi testado numa dose elevada (5% da dieta durante 13 semanas), foi observada hipertrofia da tiroide (bócio) em ratos normais. Com este tratamento de dose elevada, foram observadas alterações nas hormonas da tiroide. No entanto, é improvável que o chá verde provoque tais efeitos adversos no ser humano, mesmo quando consumido em grandes quantidades [151].

Há três factores principais associados aos efeitos nocivos do consumo excessivo de chá verde: o seu teor de cafeína, a presença de alumínio e os efeitos dos polifenóis do chá na disponibilidade de ferro. Os doentes com problemas cardíacos ou problemas cardiovasculares graves não devem beber chá verde [151]. Durante a gravidez ou a amamentação, as mulheres não devem beber mais de uma ou duas chávenas por dia, pois a cafeína pode aumentar o ritmo cardíaco e causar certas perturbações como insónias, irritabilidade, nervosismo e perturbações do sono nos bebés [148, 151]. Devido aos efeitos diuréticos da cafeína, é importante controlar o consumo concomitante de chá verde e de certos medicamentos. Vários estudos revelaram a capacidade das plantas de chá para acumularem níveis elevados de alumínio. Este facto é de grande importância para os doentes com insuficiência renal, uma vez que o alumínio, quando acumulado pelo organismo, pode provocar doenças neurológicas. Por conseguinte, é necessário controlar o consumo de alimentos que contenham níveis elevados deste metal. Do mesmo modo, a afinidade das catequinas do chá verde pelo ferro pode reduzir significativamente a biodisponibilidade do ferro dos alimentos [151].

7 RAÍZES DE MACA

7.1 Descrição

A Lepidium meyenii Walpers (maca) é uma planta peruana que atinge mais de 4.000 metros de altitude e tem um grande potencial de bioprospecção. A maca pertence à família das brássicas (mostarda) e ao género *Lepidium*, que é um dos maiores géneros da família *Brassicaceae*. Entre as plantas mais importantes associadas à *L.meyenii* contam-se a colza, a mostarda, o nabo, a mostarda preta, a couve e o agrião. As espécies da América do Norte e da Europa foram amplamente estudadas, ao passo que *o L.meyenii* da região andina foi recentemente objeto de um estudo aprofundado sobre os seus benefícios para a saúde. A maca é uma planta muito resistente que cresce em picos elevados, num habitat de frio intenso, sol extremamente intenso e ventos fortes [153].

A planta da maca é constituída por uma parte aérea e uma parte subterrânea. A parte aérea é pequena e de aspeto achatado. Este facto é provavelmente o resultado de um processo de adaptação para evitar o impacto dos ventos fortes das altas montanhas. A parte subterrânea é o eixo hipocótilo-radicular. A parte principal da planta, que é também a parte comestível, é um tubérculo de forma radial que forma o hipocótilo e a raiz da planta. Este eixo hipocótilo-raiz tem 10 a 14 cm de comprimento e 3 a 5 cm de largura. É, de facto, o órgão de armazenamento que retém um elevado teor de água sob a forma de caldo. Após a secagem natural, os hipocótilos são consideravelmente reduzidos em tamanho para cerca de 2 a 8 cm de diâmetro (**Figura 10**). Da mesma forma, o peso médio dos hipocótilos secos varia consideravelmente. Por exemplo, nos Andes centrais do Peru, encontrámos uma variação de peso entre 7,64 e 23,88 g. Existe uma gama variável de tipos de maca que podem ser caracterizados com base na cor dos seus hipocótilos. Foram descritas 13 cores de maca, que vão do branco ao preto em Carhuamayo, Junin, no planalto peruano. De facto, foi recentemente demonstrado que os diferentes tipos de maca (consoante a cor) têm propriedades biológicas diferentes [153].

Com o aumento da procura da planta maca, os métodos tradicionais de cultivo foram substituídos por práticas de produção em massa que envolvem a utilização de fertilizantes e pesticidas. De facto, a maca é agora cultivada noutras regiões que não os Andes, como a província de Yunnan, na China. Estas alterações podem afetar potencialmente a fitoquímica e a composição da planta e, por conseguinte, a qualidade, a segurança e a eficácia dos produtos à base de maca [154].

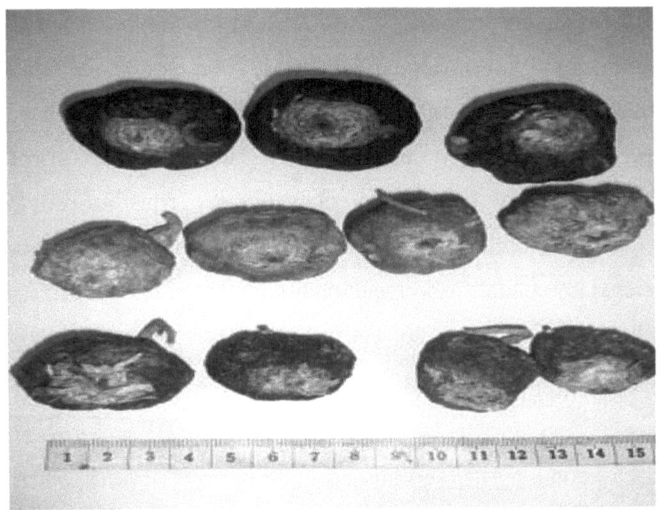

Figura 8: Maca seca [153]

7.2 História

Durante séculos, a maca foi utilizada nos Andes para fins nutricionais e pelos seus benefícios para os seres humanos e os animais. De facto, *a L.meyenii* tem sido tradicionalmente utilizada como tónico, melhorando a fertilidade nos seres humanos e no gado, e para o tratamento de uma variedade de doenças, como o reumatismo, as perturbações respiratórias e a anemia, entre outras. A raiz de maca é cozinhada, assada, fermentada como bebida e transformada em papas [154]. A maca era cultivada nos Andes peruanos centrais, na antiga Chinchaycocha (planalto de Bombon), atualmente conhecida como Carhuamayo, Junin e Ondores, no planalto de Junin, perto de Cerro de Pasco. A domesticação da maca ocorreu provavelmente entre 1300 e 2000 anos atrás, em San Blas, Junin (atualmente: Ondores). Em 1553, foi publicada pela primeira vez uma descrição da maca como raiz, sem identificar o seu nome botânico ou popular. Nesta publicação, Cieza de Leon, cronista da conquista espanhola do Peru, menciona que uma determinada raiz era utilizada pelos nativos do altiplano peruano, nomeadamente na província de Bombon (Chinchaycocha ou, como é hoje conhecido, Junin) para a manutenção. As raízes de que falava eram efetivamente as da maca. A primeira descrição do nome maca e das suas propriedades foi feita em 1653 pelo Padre Cobo. Ele afirmou que esta espécie cresce nas regiões mais duras e frias da província de Chinchaycocha, onde nenhuma outra planta poderia ser cultivada para a subsistência humana. Cobo menciona, no entanto, a sua utilização para a fertilidade. ^{ème}De facto, no século XVIII, Ruiz falava das actividades da maca para melhorar a fertilidade e do seu efeito estimulante [153].

7.2.1 Composição

O maca contém metabolitos primários, que correspondem aos componentes nutricionais dos hipocótilos, e metabolitos secundários, que são compostos com propriedades biológicas e medicinais. No que respeita aos metabolitos primários, os hipocótilos secos de maca contêm cerca de 13-16% de proteínas, sendo extremamente ricos em aminoácidos essenciais. Os hipocótilos frescos são também extremamente ricos em água (80%) e contêm níveis elevados de ferro e cálcio. A composição química da maca seca, descrita mais detalhadamente, mostra: 10,2% de proteínas, 59% de hidratos de carbono, 2,2% de lípidos e 8,5% de fibras. Existem também ácidos gordos, sendo os mais abundantes o AL, o palmítico e o oleico. O teor em ácidos gordos saturados é de 40,1%, enquanto o teor em ácidos gordos insaturados é de 52,7%. Os aminoácidos contidos na maca (mg/g de proteína) incluem: leucina (91mg), arginina (99,4mg), fenilalanina (55,3 mg), lisina (54.3 mg), glicina (68,3 mg), alanina (63,1 mg), valina (79,3 mg), isoleucina (47,4 mg), ácido glutâmico (156,5 mg), serina (50,4 mg) e ácido aspártico (47,4 mg). Outros aminoácidos também estão presentes, mas em concentrações mais baixas, como a histidina (21,9 mg), a treonina (33,1 mg), a tirosina (30,6 mg), a metionina (28 mg), a hidroxiprolina (26 mg), a prolina (0,5 mg) e a sarcosina (0,7 mg). A maca também contém minerais, incluindo ferro (16,6 mg/100g de matéria seca), cálcio (150 mg/100g de matéria seca), cobre (5,9 mg/100g de matéria seca), zinco (3,8 mg/100g de matéria seca) e potássio (2050 mg/100g de matéria seca) **[153]**.

O maca contém igualmente uma variedade de metabolitos secundários. Os metabolitos secundários macaridina, macaenos, macamidas e alcalóides encontram-se exclusivamente no maca. Os macaenos são ácidos gordos insaturados. Existem também outros compostos que contêm esteróis, como o beta-sitosterol, o campesterol e o estigmasterol. Foram descritos vários glucosinolatos na maca, como o glucosinolato aromático glucotropeolina. O glucosinolato de benzilo foi sugerido como um marcador da atividade biológica da maca. No entanto, esta sugestão foi rejeitada porque os glucosinolatos podem ser facilmente metabolizados em isotiocianatos e outros metabolitos mais pequenos. O glucosinolato de benzilo também se encontra noutra planta peruana chamada mashua (*Tropaeolum tuberosum*). Verificou-se que os lotes de maca de diferentes produtores variam consideravelmente em termos de macaeno, macamidas, esteróis e glucosinolatos. Foi em 2005 que se afirmou pela primeira vez numa publicação que diferentes tipos de cor de maca têm propriedades diferentes. Mais recentemente, verificou-se que as cores da maca estão associadas a variações nas concentrações de metabolitos bioactivos distintos. Estes compostos, actuando individualmente ou em sinergia, são capazes de promover as propriedades biológicas relatadas da maca. As diferentes cores da maca estão, por conseguinte, associadas a diferenças na proporção de metabolitos secundários, o que explica os diferentes efeitos biológicos descritos para a maca. Além disso, parece que o processo de fervura aumenta os metabolitos activos. A disponibilidade de vários metabolitos secundários da planta aumenta com a temperatura [153].

7.3 Propriedades terapêuticas

Atualmente, a maca é muito utilizada como suplemento alimentar devido às suas diversas propriedades medicinais [153]. Com efeito, após a introdução da maca no mercado mundial nos últimos vinte anos, a procura desta planta registou um aumento notável durante este período, sendo promovida na Internet sob o nome de "ginseng peruano" para melhorar a libido e a fertilidade. Falou-se também do seu potencial para tratar os sintomas da menopausa, a disfunção erétil e a hiperplasia benigna da próstata. Entretanto, a investigação sobre as propriedades medicinais da maca acompanhou o pico de popularidade e centrou-se principalmente nas propriedades afrodisíacas da planta que aumentam a fertilidade [154].

Foi relatado que a maca melhora o comportamento sexual em animais de laboratório, embora tenham sido observados resultados contraditórios. Num estudo aleatório, não foi possível demonstrar o efeito da maca na ereção peniana em homens adultos aparentemente saudáveis após 12 semanas de tratamento com maca gelatinizada, em comparação com os resultados obtidos com um placebo [153]. Além disso, foi efectuada uma revisão sistemática do efeito da maca na função sexual masculina, incluindo quatro ensaios clínicos aleatórios (RCT). Com base em dois ensaios clínicos aleatórios, sugeriu-se que a maca tem um efeito positivo significativo na disfunção sexual ou no desejo sexual em mulheres pós-menopáusicas saudáveis ou em homens adultos saudáveis, respetivamente. No entanto, não foi observado qualquer efeito no outro ensaio clínico em ciclistas saudáveis. No entanto, a análise dos resultados deste estudo mostrou que o extrato de maca tinha um efeito de reforço significativo na pontuação do desejo sexual auto-avaliado em comparação com o teste de base e o teste com placebo após a toma do suplemento. Este efeito foi observado após 14 dias de tratamento neste estudo, o que é significativamente mais curto do que o demonstrado com a maca gelatinizada, em que os efeitos foram observados após 8 semanas de tratamento. Um outro RCT que avaliou os efeitos da maca em pacientes com disfunção erétil ligeira utilizou o International Index of Erectile Function-5 (IIFE-5) e mostrou efeitos significativamente significativos na perceção subjectiva do bem-estar geral e sexual. Num estudo sem placebo, a maca foi administrada em duas doses (1,5 g/dia e 3 g/dia) a pacientes com disfunção sexual induzida por SSRI. A Escala de *Experiências* Sexuais *do Arizona* (ASEX) e o Questionário de Função Sexual *do Hospital Geral de Massachusetts* (MGH-SFQ) foram utilizados para medir a disfunção sexual. Foram observadas melhorias significativas nas pontuações da ASEX e do MGH-SFQ em indivíduos que tomaram 3 g/dia de maca, mas não em indivíduos que tomaram 1,5 g/dia de maca. Da mesma forma, registou-se uma melhoria significativa da libido com base no ASEX número 1. A maca foi bem tolerada. Dado que várias provas sugerem um efeito da maca no desejo sexual e na disfunção erétil ligeira, existem igualmente dados que revelam que o extrato de maca parece ter um melhor efeito do que a maca gelatinizada e a farinha de maca. É provável que esta diferença se deva ao facto de o extrato concentrar os metabolitos secundários. Em conclusão, há provas de que a maca é capaz de melhorar o desejo sexual, mas nenhum efeito conclusivo na função erétil [153].

Para além dos ensaios clínicos que demonstraram que a maca é eficaz no tratamento da disfunção sexual, também foi implicada no aumento da espermatogénese e da mobilidade dos espermatozóides [155]. Num estudo, a maca foi administrada durante 4 meses a 9 homens aparentemente saudáveis. Observou-se um aumento do volume seminal, da contagem de espermatozóides e da motilidade dos espermatozóides. Contudo, não se verificou qualquer impacto nos níveis séricos de hormonas, incluindo LH, FSH, prolactina, estradiol e testosterona, em nenhum dos homens testados. Os dados científicos sugerem igualmente que o maca pode ser um estimulante. Foi demonstrado que a maca reduz os níveis de depressão e ansiedade. Um inquérito sobre a auto-perceção mostrou que a maca pode atuar como um estimulante em comparação com um placebo em homens aparentemente saudáveis [153].

Foi realizado um ensaio aleatório em pacientes com síndrome metabólica para avaliar o efeito da maca e do yacon em combinação com a silimarina. O estudo teve uma duração de 90 dias e foi controlado por placebo. Foram avaliados os lípidos plasmáticos e lipoproteicos, a glicose no sangue e os parâmetros de segurança em pacientes com síndrome metabólica. Não foram observados efeitos adversos nos voluntários que utilizaram a silimarina (0,8 g/dia), a silimarina + yacon (0,8 + 2,4 g/dia) e a silimarina + maca (0,6 + 0,2 g/dia). No entanto, foi observado um nível moderado de ASAT e um aumento da pressão arterial diastólica nos voluntários que utilizaram maca (0,6 g/dia) [153]. Um estudo constatou que as populações que consumiam maca apresentavam níveis séricos reduzidos de interleucina-6, o que estava associado a uma pressão arterial sistólica mais baixa, a uma pontuação de saúde mais elevada e a uma pontuação mais baixa de doença crónica das montanhas [155]. Num ensaio clínico aleatório realizado com homens saudáveis, a maca gelatinizada reduziu a tensão arterial sistólica e diastólica após 12 semanas de tratamento. Além disso, foi demonstrado que a maca inibe significativamente a enzima de conversão da angiotensina I associada à hipertensão in vitro. De facto, nas populações que consomem tradicionalmente maca, a tensão arterial sistólica é mais baixa do que nas populações que não consomem maca. Do mesmo modo, os níveis de ASAT eram semelhantes nos consumidores e nos não consumidores de maca. Como é rica em potássio, um nutriente importante para reduzir o risco de hipertensão, a maca parece ser muito benéfica para os pacientes que sofrem de hipertensão. Outros metabolitos secundários da maca podem também ser activos na redução da pressão arterial [153].

Embora não exista uma descrição tradicional do efeito da maca na aprendizagem e na memória, os indígenas dos Andes centrais do Peru atribuem a melhoria do desempenho escolar ao consumo de maca pelas crianças. De facto, estudos experimentais mostraram que a maca preta tem efeitos benéficos na aprendizagem e na memória em modelos animais experimentais. Estudámos 3 variedades de maca (amarela, vermelha e preta) e verificámos que apenas a maca preta tinha efeitos biológicos significativos na memória. Estudámos extractos hidroalcoólicos ou um extrato fervido de maca. Ambos foram igualmente eficazes para melhorar a memória e a aprendizagem. A maca preta (0,5 e 2 g/KG) reduziu os níveis de malondialdeído cerebral, um marcador do stress oxidativo, e os níveis de acetilquilinesterase nos ratinhos ovariectomizados. Em contrapartida, os níveis de monoamino-oxidase não registaram qualquer diferença. A maca preta parece melhorar as perturbações experimentais da memória induzidas pela ovariectomia, a orquiectomia, a escopolamina e o álcool [153].

Além disso, foi efectuado um estudo aleatório em dupla ocultação em 95 pacientes que sofriam de osteoartrite. Foi administrada uma combinação de 300 mg de *Uncaria guianensis* (unha-de-gato) e 1500 mg de maca, duas vezes por dia, durante 8 semanas. Os resultados foram comparados com os do tratamento com sulfato de glucosamina. Verificou-se uma melhoria considerável da dor, da rigidez e da função dos pacientes em ambos os tipos de tratamento. Contudo, como o estudo não incluiu um grupo de controlo com placebo, os efeitos da glucosamina permanecem incertos [153].

7.4 Perfil de segurança/Toxicidade

Durante séculos, a população peruana dos Andes centrais utilizou os hipocótilos depois de secos naturalmente e em quantidades superiores a 20 g/dia. Não foram registados efeitos adversos após o consumo de *L.meyenii* na alimentação [153]. Na população peruana de Carhuamayo, os utilizadores de maca com idades compreendidas entre os 35 e os 74 anos não revelaram qualquer deterioração da sua saúde com a idade [155]. No entanto, os indígenas das terras altas do Peru recomendam que a maca seja fervida antes de ser consumida, pois a maca fresca pode ter efeitos nocivos para a saúde. Os efeitos da maca fresca na saúde ainda não foram avaliados cientificamente [153].

Com base nos dados da revisão supra sobre estudos in vivo e in vitro com a maca, parece que a utilização da maca é segura. Existem ainda provas de que os extractos aquosos e metanólicos de maca não apresentam hepatotoxicidade in vitro. Além disso, a administração de extrato aquoso liofilizado de maca (1g/kg de peso corporal) a ratos não revelou qualquer efeito tóxico no desenvolvimento normal de embriões pré-implantados de ratos. Em ratos, diferentes tipos de maca (preta, vermelha e amarela) não apresentaram toxicidade aguda numa dose ≤ 17 g de hipocótilo seco / Kg de peso corporal. O tratamento crónico de ratos durante 84 dias com 1 g/Kg de peso corporal não revelou efeitos secundários e um quadro histológico do fígado semelhante ao dos ratos de controlo. Com base em estudos com animais, uma dose de 1 a 2 g/Kg de peso corporal é considerada segura. De facto, o consumo ≤ 1 g/Kg por dia é considerado seguro para os seres humanos. No entanto, como indicado acima, num estudo com pacientes com síndrome metabólica, o consumo de maca numa dose de 0,6 g/dia durante 90 dias resultou num aumento da AST e da pressão arterial diastólica. Estes efeitos não foram confirmados noutros estudos. Dados relativos a uma população de 600 indivíduos nos Andes centrais do Peru mostraram que o consumo de maca era seguro e benéfico para a saúde [153].

Até à data, é necessária mais investigação científica sobre a maca, uma vez que as alegações de saúde da maca não podem ser suficientemente fundamentadas de um ponto de vista científico. Para satisfazer as exigências de um mercado crescente de remédios à base de plantas, parece que os conhecimentos indígenas locais sobre os benefícios da maca para a saúde foram retirados do contexto. Este facto tem consequências graves para os produtores locais do Peru. A falta de protocolos para regular e controlar a produção e a comercialização da maca durante esta rápida expansão constitui uma ameaça tanto para a segurança dos consumidores como para a sustentabilidade do abastecimento [154].

8 FRUTOS VERMELHOS

8.1 Descrição

Utilizamos o termo "frutos vermelhos" ou "bagas" para nos referirmos aos frutos pequenos, doces ou amargos, sumarentos e de cor intensa (geralmente vermelhos, roxos ou azuis) que crescem nos arbustos selvagens. Se não tiverem sementes desagradáveis, podem ser comidos inteiros. Os frutos vermelhos mais conhecidos e estudados são os morangos (*Fragaria x ananassa*), as framboesas (*Rubus idaeus*), os mirtilos (*Vaccinium corymbosum*), as amoras (*Rubus fruticosus*) e os arandos *(Vaccinium macrocarpon)*. Há também outros frutos menos comuns que são considerados frutos vermelhos, como as cerejas, as amoras, as groselhas e as bagas de sabugueiro [156]. Os frutos vermelhos (**Figura 11**) são normalmente caracterizados pela presença de compostos químicos bioactivos (TCAs) que produzem pigmentos naturais responsáveis pelas cores azul, violeta, vermelho, preto e laranja.

Nos últimos anos, os frutos vermelhos tornaram-se cada vez mais importantes tanto para os consumidores como para a indústria. Vários estudos centraram-se na análise da composição e das propriedades farmacológicas das bagas, bem como nos métodos de extração ideais. O objetivo é obter o máximo rendimento de extração dos compostos de interesse que possam ter os maiores benefícios para a saúde. Embora o método convencional de extração por solventes seja a técnica mais utilizada para extrair bioactivos de frutos de baga, existem novos métodos não convencionais recomendados como alternativas ecológicas ao método antigo, como a extração por ultra-sons, por micro-ondas e assistida por pressão [156].

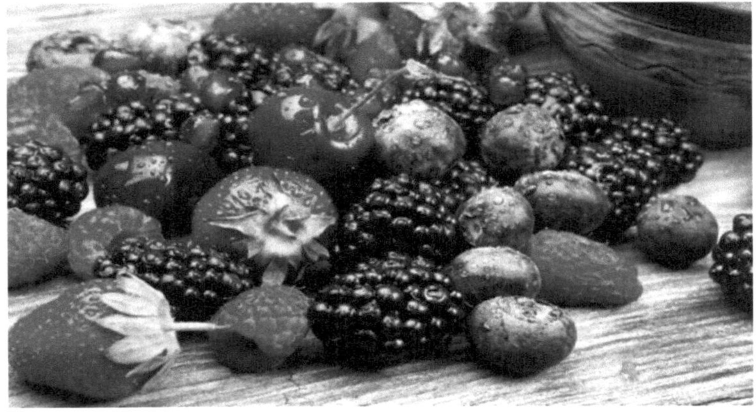

Figura 9: Frutos vermelhos [157]

8.2 História

Nos últimos anos, o consumo de frutos vermelhos registou um aumento notável em todo o mundo. Atualmente, não só são consumidos frescos, como também são utilizados em cosméticos e suplementos alimentares. Das bagas comestíveis é extraído um concentrado rico em moléculas activas, nomeadamente antioxidantes, para produzir nutracêuticos, cremes e alimentos funcionais [156].

8.2.1 Composição

Existem mais de 5.000 compostos fitoquímicos individuais em frutas e legumes. Existem 5 categorias principais: fenólicos, carotenóides, alcalóides, compostos azotados e compostos organosulfurados. Os fenólicos ou polifenóis, sendo o maior grupo de compostos fitoquímicos, contêm 5 subcategorias: ácidos fenólicos, estilbenos, cumarinas, taninos e flavonóides. Uma das caraterísticas das bagas é a sua riqueza em moléculas antioxidantes (polifenóis), que protegem o fruto contra a oxidação causada por factores ambientais como a luz, o ar, o oxigénio e o ataque microbiológico. Os mirtilos e os arandos são as bagas mais ricas em antioxidantes. Os ácidos fenólicos dividem-se em duas categorias: os derivados do ácido hidroxibenzóico e os derivados do ácido hidroxicinâmico. O primeiro grupo inclui moléculas como o ácido hidroxibenzóico, gálico, vanílico e elágico. O segundo grupo inclui o ácido p-cumárico, o ácido cafeico, o ácido férrico, o ácido clorogénico e o ácido hidroxicinâmico. Estes compostos encontram-se amplamente nas bagas e cada tipo de baga é definido por um perfil caraterístico de moléculas fenólicas [156]. Os TCAs são uma das principais classes de flavonóides. São um tipo de polifenol solúvel em água que produz pigmentos naturais caraterísticos das bagas vermelhas e têm várias propriedades terapêuticas importantes [158]. Estes corantes naturais têm pouca ou nenhuma toxicidade e são habitualmente utilizados na indústria alimentar. Os corantes à base de TCA são utilizados em bebidas, iogurtes e certos sumos de fruta. Constituem, de facto, uma melhor alternativa aos corantes sintéticos, pois podem ser consumidos com segurança, mesmo em doses mais elevadas do que os corantes sintéticos, que podem ser tóxicos. Além disso, enquanto corantes naturais, os TCAs oferecem propriedades de valor acrescentado. Recentemente, os TCAs acilados foram recomendados para utilização como corantes alimentares porque são mais estáveis do que os TCAs não acilados [159]. As antocianidinas são baseadas no ião flavílio ou no 2-fenilcromenílio. Na natureza, existem cerca de 17 antocianidinas, mas apenas seis delas estão presentes na maioria dos alimentos: cianidina, delfinidina, petunidina, peonidina, pelargonidina e malvidina. De um modo geral, as antocianidinas têm uma estabilidade dependente do pH. Em pH ácido ou básico, os grupos fenólicos altamente conjugados das antocianidinas protonam e desprotonam. Isto provoca uma alteração na distribuição eletrónica, que, por sua vez, afecta o comprimento de onda de absorção e a cor percebida. As ATC são formadas quando as antocianidinas são acopladas a açúcares. Nas bagas vermelhas, os principais ATC encontrados são os 3-glicosídeos de antocianidina e o 3-glicosídeo de cianidina, que é o composto mais comum na maioria das bagas [156]. As bagas também contêm uma abundância de açúcares (glucose, frutose), embora o seu teor calórico seja baixo. Contêm apenas pequenas quantidades de gordura, mas são ricas em fibras alimentares (celulose, hemicelulose, pectina). Contêm igualmente elevados teores de ácidos orgânicos, como o ácido cítrico, o ácido málico, o ácido tartárico, o ácido oxálico e o ácido fumárico, bem como vestígios de certos minerais. **O quadro II** apresenta os valores nutricionais dos frutos vermelhos mais conhecidos, com base nos dados do USDA.

Quadro II: Composição química de alguns frutos vermelhos [156].

Valor/100 g	Calorias (kJ)	açúcares (g)	Gordura (g)	Proteína (g)	Vitamina C (mg)
Morango	136	7.68	0.3	0.67	58.8
Framboesa	196	11.94	0.65	1.20	26.2
Mirtilo	240	14.49	0.33	0.74	9.7
Blackberry	180	9.61	0.49	1.39	21.0
Arando	190	12.20	0.13	0.39	13.3

8.3 Propriedades farmacológicas

Devido à sua riqueza em antioxidantes, nomeadamente em polifenóis e, mais particularmente, em TCA, os frutos vermelhos têm merecido a atenção de muitos investigadores. Foi relatado que os TCAs têm a capacidade de reter espécies reactivas de oxigénio, inibir a peroxidação lipídica e quelar iões metálicos, reduzindo assim o risco de várias doenças associadas ao stress oxidativo [158]. A antocianina é considerada um poderoso ingrediente nutracêutico ou farmacêutico. Tem sido tradicionalmente utilizada como fitofármaco, estimulante do apetite, agente colerético e no tratamento de muitas outras doenças. A biodisponibilidade das antocianinas desempenha um papel vital na manutenção de uma boa saúde e na prevenção de doenças. Uma baixa biodisponibilidade destes pigmentos resulta numa baixa absorção e, por conseguinte, numa elevada excreção na urina e nas fezes, o que, por sua vez, reduz a eficácia dos TCA na eliminação dos radicais livres. Quando a antocianina é altamente biodisponível, é eficaz na redução da peroxidação dos lípidos celulares, reduzindo assim o risco de muitas doenças. Até à data, existem poucos relatórios sobre a biodisponibilidade dos principais TCAs para comparação. No entanto, os principais TCA incluem a cianidina-3-glicosídeo e a malvidina-3-glicosídeo, que foram registados como tendo uma elevada biodisponibilidade [159].

Vários estudos relataram uma associação entre um consumo elevado de AGT e uma redução do risco de DCV. De facto, uma meta-análise de 6 estudos concluiu que o aumento da ingestão de antocianinas reduzia o risco de mortalidade cardiovascular. Foram também apresentados resultados semelhantes numa meta-análise da DCV total. Em 3 estudos de coorte, verificou-se que um consumo mais elevado de ACC resultava numa redução de cerca de 25% do risco de doença coronária, incluindo enfarte do miocárdio fatal e não fatal. Com efeito, um consumo mais elevado de mirtilos, morangos e antocianinas totais foi associado a uma taxa 32% inferior de enfarte do miocárdio, independentemente dos factores de risco estabelecidos. No entanto, em dois estudos de coorte prospectivos, verificou-se que não existia qualquer associação entre a ingestão de TCAs e o risco de AVC. Por outro lado, após uma ingestão elevada de TCAs, observou-se uma redução de cerca de 8 a 10% no risco de hipertensão em 5 estudos de coorte. Além disso, numa coorte de mais de 87 000 participantes examinados ao longo de um período de 14 anos, verificou-se que um consumo mais elevado de ACC resultava numa redução de 10% do risco de hipertensão incidente. A maior redução foi observada em mulheres com idade ≤ 60 anos. Num estudo transversal de 1898 gémeos cuidadosamente fenotipados, foi medido um biomarcador, a rigidez vascular. Neste estudo, foi encontrada uma melhoria clinicamente relevante na modulação vascular, medida através da velocidade da onda de pulso, que foi associada a uma maior ingestão de TCAs [160]. Foi relatado que a suplementação com frutos vermelhos ajuda a melhorar o desempenho desportivo, reduzindo o stress oxidativo e a inflamação. Parece que, para que estes suplementos sejam eficazes, um atleta deve consumir o produto 2 a 3 vezes por dia, numa dose de 100 mg de antocianinas por dose. No entanto, é necessária mais investigação para avaliar corretamente os efeitos da dose-resposta no ganho de desempenho [156]. O efeito anti-diabético dos TCA também foi amplamente estudado. Na medicina tradicional chinesa, os frutos de Cornus ricos em TCA eram utilizados para tratar a diabetes [159]. Numa meta-análise de dados de 3 coortes americanas, foi referido que o consumo elevado de TCA e bagas estava associado a um risco reduzido de DMT2. Do mesmo modo, numa coorte polaca, foi observada uma associação semelhante entre uma maior ingestão de AGT e um risco reduzido de DM2. Num estudo transversal de mulheres, verificou-se que uma maior ingestão habitual de AGT e flavonas melhorava a resistência à insulina. Dado que a obesidade está positivamente associada ao risco de DM2, o aumento da ingestão de AGT e mirtilos foi associado à redução do aumento de peso durante o envelhecimento, ajudando assim a reduzir o risco de DM2 [160]. Num estudo com animais, verificou-se que os ratos obesos alimentados com AGT isolados de frutos apresentaram uma redução do aumento de peso e da gordura corporal, mas as diferenças nem sempre foram estatisticamente significativas. Os AGT purificados e o sumo de mirtilo foram também testados quanto à sua capacidade de prevenir a obesidade, preparando uma dose de 0,2 mg/mL de antocianina na água de beber (0,49 mg/rato/dia). Verificou-se que os TCAs suprimiam a taxa de deposição de gordura. Além disso, o sumo de mirtilo consumido a uma taxa de 2,8 ml/rato/dia (5,3 mg de antocianina/rato/dia) não mostrou um efeito tão eficaz como os TCA purificados na prevenção da deposição de gordura no organismo. No mesmo contexto, foram observadas concentrações mais baixas de leptina no soro após a administração de TCAs purificados de mirtilo (1 mg/mL) a ratos obesos durante 72 dias, o que reduziu o desenvolvimento da obesidade [159].

Numa análise conjunta de 2 estudos de coorte norte-americanos que examinaram cerca de 150 000 pessoas, verificou-se que um menor risco de doença de Parkinson estava associado a um maior consumo de TCA e de bagas. Além disso, numa análise prospetiva de 16 000 mulheres que participaram num estudo sobre a saúde dos enfermeiros, verificou-se que um maior consumo de mirtilos e morangos estava associado a taxas mais lentas de declínio cognitivo nos idosos, com um atraso estimado de cerca de 2,5 anos. Dado que o risco de doença de Alzheimer e de outras demências está associado a biomarcadores de risco cardiovascular e metabólico, nomeadamente a obesidade e a resistência à insulina na meia-idade, os AGT podem ser de grande interesse para a prevenção destas doenças. De facto, um maior consumo de AGT e de frutos vermelhos pode estar associado a um menor risco de demência do tipo Alzheimer na velhice, na medida em que os AGT protegem contra o risco de DCV e de DMT2 [160].

Além disso, vários estudos referem que os extractos ricos em ATC, como os extractos de mirtilo, framboesa, groselha preta e morango, asseguram a inibição do BGN mas não do BGP. Esta variação pode ser explicada pelas diferentes estruturas da parede celular entre BGN e BGP. A membrana externa dos BGN actua como uma barreira preventiva contra compostos hidrofóbicos, mas não contra compostos hidrofílicos como as antocianinas. Estas actividades antimicrobianas dos extractos de TCA são provavelmente o resultado de múltiplos mecanismos e acções sinérgicas de vários compostos fitoquímicos nos extractos, incluindo TCAs, ácidos orgânicos fracos, ácidos fenólicos e as suas misturas de diferentes formas químicas. Assim, o efeito antimicrobiano dos TCAs nos frutos violeta, vermelho e azul deve ser analisado mais aprofundadamente, uma vez que são os principais bioactivos na prevenção de infecções microbianas por vários mecanismos [159].

Embora a retina esteja protegida por uma barreira hemato-encefálica ativa ao nível do epitélio pigmentar da retina, as TCA são bem detectadas nos tecidos oculares. Após a administração oral, intravenosa ou intraperitoneal de TCAs em ratos e coelhos, estes pigmentos são distribuídos seletivamente nos tecidos oculares. Nos porcos, os TCA foram detectados em todo o olho de uma forma dependente da dose após uma dieta contendo 0%, 1%, 2% e 4% (p/p) de mirtilo [160]. De facto, os pigmentos de antocianina estão a revelar-se nutracêuticos essenciais para manter uma boa visão. Tradicionalmente, as bagas ricas em TCAs são conhecidas por beneficiarem os olhos e estão frequentemente associadas à visão nocturna. De facto, a administração oral de um extrato de bagas contendo cerca de 39% de antocianinas a ratinhos com seis semanas de idade demonstrou prevenir a deterioração da função das células fotorreceptoras durante uma inflamação da retina. Num outro estudo que envolveu 132 pacientes com glaucoma de tensão normal, foram administradas diariamente a estes pacientes duas cápsulas de ATC (60 mg de antocianinas/cápsula). Verificou-se uma melhoria da função visual, com base no teste do campo visual de Humphrey e no ângulo mínimo de resolução que avalia a melhor acuidade visual corrigida. Alguns outros frutos vermelhos têm um efeito protetor na visão. A toma de um suplemento de TCA de groselha negra (50 mg/dia) durante 24 meses permitiu aumentar o fluxo sanguíneo ocular em 19 pacientes com glaucoma de ângulo aberto, sem contudo ter efeitos significativos na pressão intraocular. Além disso, a administração de ATC (50 mg/Kg de peso corporal) a ratos com degenerescência da retina induzida por N-metil-N-nitrosoureia inibiu a degenerescência da retina e suprimiu igualmente a morte de células epiteliais do cristalino humano sob stress oxidativo induzido por peróxido de hidrogénio (50 a 200 µg/mL de extrato). Uma redução da opacidade do cristalino com níveis mais baixos de malonaldeído foi, no entanto, associada ao consumo de antocianinas [160].

8.4 Perfil de segurança/Toxicidade

No que diz respeito à toxicidade das antocianinas, não existem publicações actuais que demonstrem um efeito tóxico relatado em qualquer um dos estudos de intervenção humana. Dada a baixa biodisponibilidade dos TCAs, o risco de toxicidade dos alimentos ricos em TCAs, nomeadamente dos frutos vermelhos, é mínimo ou inexistente. O Comité Misto FAO/OMS de Peritos em Aditivos Alimentares estabeleceu uma dose diária aceitável de 2,5 mg/Kg por dia. Este nível diz respeito aos TCA dos extractos de casca de uva e não se aplica aos TCA em geral. Na sequência de um pedido da Comissão Europeia à AESA, o Painel Científico dos Aditivos Alimentares e Fontes de Nutrientes Adicionados aos Alimentos foi convidado a emitir um parecer científico sobre a reavaliação da segurança das TCA. O Painel concluiu que a atual base de dados toxicológicos era insuficiente e inadequada para estabelecer uma dose diária numericamente aceitável para as gorduras trans. A maioria dos dados toxicológicos encontrados estão associados aos extractos de casca de uva e de groselha preta e são considerados improváveis de constituir uma preocupação de segurança pela AESA. A China, sendo o primeiro país a definir uma dose recomendada para os TCA, não definiu um nível superior de ingestão tolerável. Em estudos com animais, não foram identificados efeitos tóxicos das antocianinas (groselha preta, mirtilo e/ou sabugueiro) quando administradas em doses de 20mg/Kg/dia em ratos, 25mg/Kg/dia em ratinhos, >3g/dia durante 15 ou 90 dias em cobaias e ratos, >2,4% do peso corporal em cães beagle e 9g/Kg/dia durante 3 gerações em ratos, ratinhos e coelhos **[161]**.

CONCLUSÃO

Ao longo desta pesquisa bibliográfica, tentámos abranger uma variedade de espécies atualmente difundidas em todo o mundo. De facto, este trabalho sobre os superalimentos permitiu-nos compreender melhor a tendência dos "superalimentos" e constatar os perfis nutricionais significativos dos alimentos estudados, tornando-os alimentos essenciais para o ser humano. As microalgas são ricas em proteínas e minerais, as sementes são abundantes em ácidos gordos essenciais e estão presentes compostos bioactivos específicos, como a monacolina K na LRR e os β-glucanos na LB. Algumas plantas, nomeadamente a moringa, são altamente nutritivas e foram mesmo descritas como "milagrosas". Foram igualmente encontrados níveis elevados de antioxidantes no chá verde (catequinas) e nos frutos vermelhos (antocianósidos). Além disso, a raiz de maca possui um perfil nutricional excecional, o que a torna atualmente popular como afrodisíaco. De um modo geral, todos os documentos e estudos encontrados salientam as propriedades terapêuticas promissoras dos componentes dos géneros alimentícios em questão, bem como outras propriedades (corantes, conservantes, aromatizantes, etc.). No entanto, tendo em conta as limitações de certos estudos ou os perfis de segurança questionáveis, é necessário prosseguir a investigação. É igualmente importante notar que os superalimentos não substituem os medicamentos. Por esta razão, é necessário conhecer e conhecer bem os benefícios das plantas, de modo a otimizar a nossa alimentação e garantir uma melhor qualidade de vida. Perante um mercado crescente de remédios à base de plantas e uma tendência vegetariana crescente, uma via de investigação futura será determinar com maior precisão as dosagens recomendadas, os efeitos adversos e as pessoas a que se destinam, a fim de formalizar o consumo de superalimentos e, quem sabe, um dia atribuir-lhes uma classificação bem definida e normalizada.

REFERÊNCIAS

1. Kim D, Ku S. Efeitos benéficos dos pigmentos e derivados de Monascus sp. KCCM 10093: uma mini revisão. Molecules. 2018;23(1):98.

2. Thomas Langenegger. Superalimentos. Sociedade Suíça de Nutrição. [Online]. 2016 [acedido em 15 de janeiro de 2021];(1):1-5. Disponível: https://www.sge-ssn.ch/media/Tabula-1-16-F-Les-superaliments.pdf

3. Informação sobre superalimentos. Lista de superalimentos que deve incluir na sua dieta [Online]. 2018 [Acedido em 16 de janeiro de 2021]. Disponível: http://superaliments.info/

4. Borowitzka MA, Gershwin ME, Belay A. Spirulina in human nutrition and health. J Appl Phycol. 2009;21(6):747.

5. Naturalforme. Spirulina, a alga azul com múltiplos benefícios. [Em linha]. 2016 [Acedido em 21 de dezembro de 2020]. Disponível: https://www.naturalforme.fr/lemag/la-spiruline-bienfaits-et-proprietes/

6. Karkos PD, Leong SC, Karkos CD, Sivaji N, Assimakopoulos DA. Spirulina na prática clínica: aplicações humanas baseadas em evidências.Evid Based Complement Alternat Med. 2011;(280):1-4.

7. Gutiérrez-Salmeán G, Fabila-Castillo L, Chamorro-Cevallos G. Aspectos nutricionais e toxicológicos da Spirulina (Arthrospira). Nutr Hosp. 2015;32(1):34-40.

8. Deng R, Chow TJ. Hypolipidemic, antioxidant and antiinflammatory activities of microalgae Spirulina.Cardiovasc Ther. 2010;28(4):33-45.

9. Mobin S, Alam F. Some promising microalgal species for commercial applications: a review. Energy Procedia. 2017;(110):510-517.

10. Belay A, Kato T, Ota Y. Spirulina (Arthrospira): aplicação potencial como suplemento alimentar para animais. J Appl Phycol.1996;8(4):303-11.

11. Mahmoud YI, Abd El-Ghffar EA. A espirulina melhora a úlcera gástrica induzida por aspirina em ratos albinos, aliviando o stress oxidativo e a inflamação. Biomed Pharmacother. 2019;(109):314-21.

12. Hutadilok-Towatana N, Reanmongkol W, Satitit S, Ritthisunthorn P. Um estudo de toxicidade subcrónica da Spirulina platensis. Food SciTechnol Res. 2008;14(4):351-8.

13. Kunugi M, Satoh S, Ihara K, Shibata K, Yamagishi Y,Kogame K, et al. A evolução das plantas verdes acompanhou as mudanças nos sistemas de colheita de luz. Plant Cell Physiol. 2016;57(6):1231-43.

14. Darienko T, Rad-Menéndez C, Campbell C, Pröschold T. Existem espécies marinhas verdadeiras de Chlorella: avaliação filogenética molecular e ecologia de organismos marinhos semelhantes a Chlorella, incluindo uma descrição de Droopiella gen. nov.Syst Biodivers. 2019;17(8):811-29.

15. Kadalys. Chlorella. [online]. [Acedido em 22 de dezembro de 2020]. Disponível: https://kadalys.com/blogs/ingredients/chlorelle

16. Bito T, Okumura E, Fujishima M, Watanabe F. Potential of Chlorella as a dietary supplement to promote human health. Nutrientes. 2020;12(9):2524.

17. Hynstova V, Sterbova D, Klejdus B, Hedbavny J, Huska D, Adam V. Separação, identificação e quantificação de carotenóides e clorofilas em suplementos alimentares contendo Chlorella vulgaris e

Spirulinaplatensis utilizando cromatografia em camada fina de alto desempenho. J Pharm Biomed Anal. 2018;(148):108-18.

18. Hong JW, Kim OH, Jo S-W, Kim H, Jeong MR, Park KM, et al. Composição bioquímica de uma microalga doméstica coreana Chlorella vulgaris KNUA027. Microbiol Biotechnol Lett. 2016;44(3):400-7.

19. Klamczynska B, Mooney WD. Heterotrophicmicroalgae: ascalable and sustainableprotein source. Em: Nadathur SR, Wanasundara JPD, Scanlin L, editores. Sustainable protein sources [Online]. 2017 [acedido em 21 de janeiro de 2021]. Disponível: http://www.sciencedirect.com/science/article/pii/ B9780128027783000202

20. Ebrahimi-Mameghani M, Sadeghi Z, Farhangi MA, Vaghef-Mehrabany E, Aliashrafi S. Homeostase da glicose, resistência à insulina e biomarcadores inflamatórios em pacientes com doença hepática gordurosa não alcoólica: efeitos benéficos da suplementação com microalgas Chlorella vulgaris: um ensaio clínico randomizado duplo-cego controlado por placebo. Clin Nutr. 2017;36(4):100-6.

21. Kose A, Ozen MO, Elibol M, Oncel SS. Investigation of in vitro digestibility of dietary microalga Chlorella vulgaris and cyanobacteriumSpirulinaplatensis as a nutritional supplement. 3 Biotech. 2017;7(3):170.

22. García JL, De-Vicente M, Galán B. Microalgas, alimentos antigos e sustentáveis e nutracêuticos da moda. Microb Biotechnol. 2017;10(5):1017-24.

23. Neumann U, Derwenskus F, Gille A, Louis S, Schmid-Staiger U, BrivibaK, et al. Bioavailability and safety of nutrients from the microalgae Chlorella vulgaris, Nannochloropsisoceanica and

Phaeodactylumtricornutum in C57BL/6 mice. Nutrientes. 2018;10(8):965.

24. Khalilnezhad A, Mahmoudian E, Mosaffa N, Anissian A, Rashidi M, Amani D. Efeitos de Chlorella vulgaris no crescimento tumoral em camundongos Balb / c portadores de tumor mamário: discutindo a associação de um microambiente protumoral imunossuprimido com IFNγ sérico e diminuição de IgG e potencialização de IgG no baço. Eur J Nutr. 2018;57(3):1025-44.

25. Ozlem T, SebileA. Uma revisão sobre a levedura vermelha de arroz (Monascus purpureus). Turk J Biotech. 2004;2(8):37-49.

26. Ma J, Li Y, Ye Q, Li J, Hua Y, Ju D, et al. Constituintes da levedura vermelha de arroz, um alimento e medicamento tradicional chinês. J Agric Food Chem. 2000;48(11):5220-5.

27. Slugen D, Sturdikova M. Rosenberg M. Microbial preparation of Monascus pigments and their food applications. Bull Food ResBullet. 1997;36(3):155-169.

28. Wong HC, Koehler PE.Produção e isolamento de um antibiótico de Monascuspurpureus e sua relação com a produção de pigmentos. J Food Sci. 1981;46(2):589-92.

29. Bakosova A, Mate D, Laciakova A, Pipova M. Utilização de Monascus purpureus na produção de alimentos de origem animal. Bull Vet Inst Pulawy. 2001;(45):111-116.

30. Revista Santé. Colesterol: a levedura de arroz vermelho é má para o fígado. [Online]. 2019 [Acedido em 10 de outubro de 2020]. Disponível: https://www.santemagazine.fr/actualites/actualites-alimentation/cholesterol-la-levure-de-riz-rouge-mauvaise-pour-le-foie-337753

31. Chen W, He Y, Zhou Y, Shao Y, Feng Y, Li M, Chen F. Edible filamentous fungi from the species Monascus: early traditional

fermentations, modern molecular biology, and future genomics. Compr Rev Food Sci Food Saf. 2015;14(5):555-67.

32. Nout MJR, Aidoo KE. Asian fungal fermented food.in: Osiewacz HD, editor. Aplicações Industriais [Online]. 2002 [acedido em 9 de outubro de 2020]. Disponible: https://doi.org/10.1007/978-3-662-10378-4-2

33. Heber D, Yip I, Ashley JM, ElashoffDA, ElashoffRM, Go VL. Cholesterol-lowering effects of a proprietary chinese red-yeast-rice dietary supplement. Am J Clin Nutr. 1999;69(2):231-6.

34. Wang J, Lu Z, Chi J, Wang W, Su M, Kou W, et al. Ensaio clínico multicêntrico dos efeitos de redução dos lípidos no soro de uma preparação de arroz Monascuspurpureus (levedura vermelha) da medicina tradicional chinesa. Curr Ther Res. 1997;58(12):964-78.

35. Chen W, Chen R, Liu Q, He Y, He K, Ding X, et al. Orange, red, yellow: biosynthesis of azaphilone pigments in Monascus fungi. Chem Sci.

36. Vendruscolo F, Bühler RMM, De-Carvalho JC, De-Oliveira D, Moritz DE, Schmidell W, et al. Monascus: uma realidade na produção e aplicação de pigmentos microbianos. Appl Biochem Biotechnol. 2016;178(2):211-23.

37. Yang CW, Mousa SA. O efeito da levedura de arroz vermelho (Monascus purpureus) na dislipidemia e outros distúrbios. Complement Ther Med. 2012;20(6):466-74.

38. Li Y, Jiang L, Jia Z, Xin W, Yang S, Yang Q, et al. A meta-analysis of red yeast rice: an effective and relatively safe alternative approach for dyslipidemia. PLoS One. 2014;9(6):e98.

39. Han S, Jiao J, Xu J, Zimmermann D, Lucas AG, Lei G, et al. Efeitos de dietas enriquecidas com estanol vegetal ou esterol nos perfis lipídicos em pacientes tratados com estatinas: revisão sistemática e meta-análise. Sci Rep. 2016;6(3):1337.

40 Edwards CJ, Hart DJ, Spector TD. Oral statins and increased bonemineral density in postmenopausal women. Lancet. 2000;355(9222):2218-9.

41. Wu M, Zhang WG, Liu LT. O arroz com fermento vermelho previne a aterosclerose através da regulação das vias de sinalização inflamatória. Chin J Integr Med. 2017;23(9):689-95.

42. Jick H, Zornberg GL, Jick SS, Seshadri S, Drachman DA. Statins and the risk of dementia. Lancet. 2000;356(9242):1627-31.

43. Gheith O, Sheashaa H, Abdelsalam M, Shoeir Z, Sobh M. Eficácia e segurança do arroz Monascuspurpureus Went em crianças e jovens adultos com hiperlipidemia secundária: um relatório preliminar. Eur J Intern Med. 2009;20(3):57-61.

44. Painel dos produtos dietéticos, nutrição e alergias da AESA (NDA). Parecer científico sobre a fundamentação das alegações de saúde relacionadas com a monacolina K da levedura vermelha de arroz e a manutenção de concentrações normais de colesterol LDL no sangue (ID 1648, 1700) nos termos do n.º 1 do artigo 13.º do Regulamento (CE) n.º 1924/2006. EFSA J. 2011;9(7):2304.

45. Nguyen T, Karl M, Santini A. Arroz com Levedura Vermelha. Foods. 2017;6(3):19.

46. Farkouh A, Baumgärtel C. Mini-revisão: segurança da medicação de produtos de arroz com fermento vermelho. Int J Gen Med. 2019;12:167-71.

47. Hatoum R, Labrie S, Fliss I. Propriedades antimicrobianas e probióticas das leveduras: das aplicações fundamentais às novas aplicações. Front Microbiol. 2012;(3):421.

48. ScienceDirect. Saccharomyces. [Online]. 2020 [consultado em 20 de outubro de 2020]. Disponível: https://www.sciencedirect.com/topics/biochemistry-genetics-and-molecular-biology/saccharomyces

49. Moyad MA. A levedura de cerveja (Saccharomyces cerevisiae) e a medicina preventiva: parte II. Urol Nurs. 2008;28(1):73-5.

50. Pérez-Torrado R, Querol A. Estirpes oportunistas de Saccharomyces cerevisiae: um risco potencial vendido em produtos alimentares. Front Microbiol. 2016;(6):1522.

51. Kogan G, Pajtinka M, Babincova M, Miadokova E, Rauko P, Slamenova D, et al. Yeast cell wall polysaccharides as antioxidants and antimutagens: can they fight cancer? Neoplasma. 2008;55(5):387-93.

52. Kagertor. Como utilizar levedura seca na produção de cerveja. [Online]. 2016 [Acedido em 21 de outubro de 2020]. Disponível: https://learn.kegerator.com/dry-yeast/

53. Gray JV, Petsko GA, Johnston GC, Ringe D, Singer RA, Werner-Washburne M. "Sleeping beauty": quiescence in Saccharomyces cerevisiae. Microbiol Mol Biol Rev. 2004;68(2):187-206.

54. Liti G. The fascinating and secret wild life of the budding yeast S. cerevisiae (A fascinante e secreta vida selvagem da levedura S. cerevisiae). eLife. 2015;(4):e05835.

55. Broach JR. Nutritional Control of Growth and Development in Yeast (Controlo nutricional do crescimento e desenvolvimento da levedura). Genetics. 2012;192(1):73-105.

56. Dos-Santos SC, Sá-Correia I. Yeast toxicogenomics: lessons from a eukaryotic cell model and cell factory. Curr Opin Biotechnol. 2015;(33):183-91.

57. Puig-Asensio M, Padilla B, Garnacho-Montero J, Zaragoza O, Aguado JM, Zaragoza R, et al. Epidemiologia e factores preditivos de mortalidade precoce e tardia em infecções da corrente sanguínea por Candida: uma vigilância de base populacional em Espanha.Clin Microbiol Infect. 2014;20(4):245-54.

58.   MohajeriAmiri M, Fazeli MR, Babaee T, Amini M, HayatiRoodbari N, Mousavi SB, et al. Produção de biomassa enriquecida com vitamina D3 de Saccharomyces cerevisiae como potencial suplemento alimentar: avaliação e otimização das condições de cultura utilizando Plackett-Burman e abordagens metodológicas de superfície de resposta. Iran J Pharm Res. 2019;18(2):974-87.

59.   Vrzhesinskaia OA, Kodentsova VM. Rácio de vitamina B1 e B2 como método de identificação de leveduras de cerveja e alimentares. Vopr Pitan. 2004;73(3):22-5.

60.   Painel da EFSA sobre produtos dietéticos, nutrição e alergias (NDA) Parecer científico sobre a segurança dos "beta-glucanos de levedura" como novo ingrediente alimentar. EFSA J. 2011;9(5):2137.

61.   FAO/OMS. Necessidades energéticas e proteicas. Relatório de uma consulta técnica conjunta de peritos da FAO/OMS/ONU; 1985; Genebra. Suíça: OMS; 1990.

62.   Vieira EF, Carvalho J, Pinto E, Cunha S, Almeida AA, Ferreira I. Valor nutritivo, atividade antioxidante e perfil de compostos fenólicos do extrato de levedura de cerveja. J Food Compos Anal. 2016;52:44-51.

63.   Pretorius IS, Du-Toit M, Van-Rensburg P. Designer yeasts for the fermentation industry of the 21st century. Food Technol Biotechnol. 2003;41(1):3-10.

64.   Parapouli M, Vasileiadis A, Afendra AS, Hatziloukas E. Saccharomyces cerevisiae e suas aplicações industriais. AIMS Microbiol. 2020;6(1):1-31.

65.   Agarbati A, Canonico L, Marini E, Zannini E, Ciani M, Comitini F. Potenciais leveduras probióticas provenientes de alimentos naturais e processados espontaneamente. Foods. 2020;9(3):287.

66. Palma ML, Zamith-Miranda D, Martins FS, Bozza FA, Nimrichter L, Montero-Lomeli M, et al. Probiotic Saccharomyces cerevisiae strains as biotherapeutic tools: is there room for improvement? Appl Microbiol Biotechnol.2015;99(16):6563-70.

67. Moré MI, Vandenplas Y. *Saccharomyces boulardii* CNCM I-745 melhora a função enzimática intestinal: uma revisão dos efeitos tróficos. Clin Med Insights Gastroenterol. 2018;(11):1-14.

68. Volman JJ, Ramakers JD, Plat J. Dietary modulation of immune function by beta-glucans. Physiol Behav. 2008;94(2):276-84.

69. Ryan JJ, Hanes DA, Schafer MB, Mikolai J, Zwickey H. Efeito do probiótico Saccharomyces boulardii no colesterol e nas partículas de lipoproteínas em adultos hipercolesterolémicos: um estudo piloto de braço único e aberto. J Altern Complement Med. 2015;21(5):288-93.

70. Stier H, Ebbeskotte V, Gruenwald J. Efeitos imunomoduladores da levedura dietética beta-1,3/1,6-D-glucan. Nutr J. 2014;13:38.

71. Hosseinzadeh P, Javanbakht MH, Mostafavi SA, Djalali M, Derakhshanian H, Hajianfar H, et al. A levedura de cerveja melhora os índices glicémicos na diabetes mellitus tipo 2. Int J Prev Med. 2013;4(10):1131-8.

72. Hosseinzadeh P, Djazayry A, Mostafavi SA, Javanbakht MH, Derakhshanian H, Rahimiforoushani A, et al. A levedura de cerveja melhora a pressão arterial na diabetes mellitus tipo 2. Iran J Public Health. 2013;42(6):602-9.

73. Gareis M. Ochratoxin A in brewer's yeast used as nutrient supplement. Mycotoxin Res. 2002;18(2):128-31.

74. Pancrazio G, Cunha SC, De-Pinho PG, Loureiro M, Meireles S, Ferreira IMPLVO, et al. Extrato de levedura de cerveja usado como ingrediente em presuntos cozinhados. Meat Sci. 2016;(121):382-9.

75. Kostas K, Ana A, Avelino AO, Declan B, Sara BC, Marianne C, et al. Atualização da lista de agentes biológicos recomendados pela QPS adicionados intencionalmente aos géneros alimentícios ou alimentos para animais, conforme notificado à EFSA 9: adequação das unidades taxonómicas notificadas à EFSA até setembro de 2018. EFSA J. 2019;17(1):5555.

76. Pajno GB, Passalacqua G, Salpietro C, Vita D, Caminiti L, Barberio G. À procura de imunotolerância: um caso de alergia à levedura de padeiro (Saccharomyces cerevisiae). Eur Ann Allergy Clin Immunol. 2005;37(7):271-2.

77. Di-Luzio NR, Williams DL, Mc-Namee RB, Edwards BF, Kitahama A. Comparative tumor-inhibitory and anti-bacterial activity of soluble and particulate glucan. Int J Cancer. 1979;24(6):773-9.

78. Painel dos produtos dietéticos, nutrição e alergias da AESA (NDA). Parecer científico sobre a segurança dos "beta-glucanos de levedura" como novo ingrediente alimentar. EFSA J. 2011;9(5):2137.

79. Seng P, Cerlier A, Cassagne C, Coulange M, Legré R, Stein A. Osteomielite por Saccharomyces cerevisiae num padeiro imunocompetente. IDCases. 2016;(5):1-3.

80. Babícek K, Cechová I, Simon RR, Harwood M, Cox DJ. Toxicological assessment of a particulate yeast (1,3/1,6)-beta-D-glucan in rats. Food Chem Toxicol. 2007;45(9):1719-30.

81. De-Lianos R, Liopis S, Molero G, Querol A, Gil C, Fernández-Espinar MT. Virulência in vivo de estirpes comerciais de Saccharomyces cerevisiae com caraterísticas fenotípicas associadas à patogenicidade. Int J Food Microbiol. 2011;144(3):393-9.

82. De-Lianos R, Fernández-Espinar MT, Querol A. A comparison of clinical and food Saccharomyces cerevisiae isolates on the basis of

potential virulence factors. Antonie Van Leeuwenhoek. 2006;90(3):221-31.

83. Pérez-Torrado R, Liopis S, Perrone B, Gómez-Pastor R, Hube B, Querol A. Comparative genomic analysis reveals a critical role of de novo nucleotide biosynthesis for Saccharomyces cerevisiae virulence. PloS One. 2015;10(3):e0122382.

84. De-Lianos R, Liopis S, Molero G, Querol A, Gil C, Fernández-Espinar MT. Virulência in vivo de estirpes comerciais de Saccharomyces cerevisiae com caraterísticas fenotípicas associadas à patogenicidade. Int J Food Microbiol. 2011;144(3):393-9.

85. Serviço Agrícola Estrangeiro do USDA. Oilseeds: world markets and trade [Online]. 2018 [acedido em 21 de janeiro de 2021]. Disponível: https://www.fas. usda.gov/commodities/soybeans

86. Organização das Nações Unidas para a Alimentação e a Agricultura (FAO) FAOSTAT. Dados sobre alimentação e agricultura [Em linha]. 2018 [acedido em 6 de setembro de 2017]. Disponível: http://www.fao.org/faostat/en/#home

87. Nonye B. Tudo o que precisa de saber sobre o processo de cultivo da soja. [Online]. 2020 [Acedido em 26 de dezembro de 2020]. Disponível: https://agric4profits.com/all-you-need-to-know-about-soybean-farming-process/

88. Song J, Liu Z, Hong H, Ma Y, Tian L, Li X, et al. Identificação e validação de loci que regem a cor do revestimento das sementes através da combinação de mapeamento de associação e análise de segregação em massa na soja. PloS One. 2016;11(7):e0159064.

89. Lozovaya VV, Lygin AV, Ulanov AV, Nelson RL, Daydé J, Widholm JM. Effect of temperature and soil moisture status during seed development on soybean seed isoflavone concentration and composition. Crop Sci. 2005;45(5):1934-40.

90. Huang H, Krishnan HB, Pham Q, Yu LL, Wang TTY. Soja e microbiota intestinal: interação e implicações para a saúde humana. J Agric Food Chem. 2016;64(46):8695-709.

91. Kumar P, Chatli MK, Mehta N, Singh P, Malav OP, Verma AK. Análogos de carne: substitutos de carne sustentáveis e promissores para a saúde. Crit Rev Food Sci Nutr. 2017;57(5):923-32.

92. Keinan-Boker L, Peeters PHM, Mulligan AA, Navarro C, Slimani N, Mattisson I, et al. Soy product consumption in 10 European countries: the European Prospective Investigation into Cancer and Nutrition (EPIC) study. Public Health Nutr. 2002;5(6B):1217-26.

93. Espinosa-Martos I, Rupérez P. Soybean oligosaccharides: potential as new ingredients in functional food. Nutr Hosp. 2006;21(1):92-6.

94. Zaheer K, Humayoun Akhtar M. Uma revisão actualizada das isoflavonas alimentares: nutrição, processamento, biodisponibilidade e impactos na saúde humana. Crit Rev Food Sci Nutr. 2017;57(6):1280-93.

95. Amigo-Benavent M, Silván JM, Moreno FJ, Villamiel M, Del-Castillo MD. Protein quality, antigenicity, and antioxidant activity of soy-based foodstuffs. J Agric Food Chem. 2008;56(15):6498-505.

96. Rizzo G, Baroni L. Soy, soy foods and their role in vegetarian diets. Nutrientes. 2018;10(1):43.

97. Barnes S, Boersma B, Patel R, Kirk M, Darley-Usmar VM, Kim H, et al. Isoflavonoids and chronic disease: mechanisms of action. Bio Factors Oxf Engl. 2000;12(1-4):209-15.

98. Ko KP. Isoflavonas: química, análise, funções e efeitos na saúde e no cancro. Asian Pac J Cancer Prev. 2014;15(17):7001-10.

99. Mazur WM, Duke JA, Wähälä K, Rasku S, Adlercreutz H. Isoflavonoids and lignans in legumes: nutritional and health aspects in humans. J Nutr Biochem. 1998;9(4):193-200.

100. Howitz KT, Sinclair DA. Xenohormesis: sensing the chemical cues of other species. Cell. 2008;133(3):387-91.

101. Piotrowska E, Jakóbkiewicz-Banecka J, Wegrzyn G. Different amounts of isoflavones in various commercially available soy extracts in the light of gene expression-targeted isoflavone therapy. Phytother Res.
2010;24 (1):109-13.

102. Russo M, Russo GL, Daglia M, Kasi PD, Ravi S, Nabavi SF, et al. Compreender a genisteína no cancro: os efeitos "bons" e "maus": uma revisão. Food Chem. 2016;196:589-600.

103. Grosso G, Bella F, Godos J, Sciacca S, Del Rio D, Ray S, et al. Possible role of diet in cancer: systematic review and multiple meta-analyses of dietary patterns, lifestyle factors, and cancer risk. Nutr Rev.
2017;75(6):405-19.

104. Mejía W, Córdoba D, Durán P, Chacón Y, Rosselli D. Efeito da exposição diária a um suplemento de proteína de soja isolada na composição corporal, ingestão de energia e macronutrientes, marcadores de formação óssea e perfil lipídico em crianças na Colômbia. J Diet. 2019;16(1):1-13.

105. Duitama SM, Zurita J, Cordoba D, Duran P, Ilag L, Mejia W. A ingestão de suplemento de proteína de soja por 12 meses não tem efeito sobre a maturação sexual e pode melhorar o estado nutricional em crianças pré-púberes. J Paediatr Child Health. 2018;54(9):997-1004.

106. Touillaud M, Gelot A, Mesrine S, Bennetau-Pelissero C, Clavel-Chapelon F, Arveux P, et al. Uso de suplementos dietéticos contendo isoflavonas de soja e risco de câncer de mama entre mulheres com idade> 50 anos: um estudo prospetivo. Am J Clin Nutr. 2019;109(3):597-605.

107. De-Falco B, Amato M, Lanzotti V. Produtos de sementes de chia: uma visão geral. Phytochem Rev. 2017;(16):745-760.

108. Mohd-Ali N, Yeap SK, Ho WY, Beh BK, Tan SW, Tan SG. O futuro promissor da chia, Salvia hispanica L. J Biomed Biotechnol. 2012;(2012):171956.

109. Das A. Avanços na pesquisa de sementes de Chia. Adv Biotechnol Microbiol. 2018;(5):5-7.

110. Campos BE, Dias-Ruivo T, Da-Silva-Scapim MR, Madrona GS, De-C-Bergamasco R. Otimização do processo de extração de mucilagem de sementes de chia e aplicação em gelados como estabilizante e emulsionante. LWT Food Sci Technol. 2016;65:874-83.

111. Ullah R, Nadeem M, Khalique A, Imran M, Mehmood S, Javid A, et al. Nutritional and therapeutic perspectives of Chia (Salvia hispanica L.): a review. J Food Sci Technol. 2016;53(4):1750-8.

112. Grancieri M, Martino HSD, Gonzalez-De-Mejia E. A semente de chia (Salvia hispanica L.) como fonte de proteínas e péptidos bioactivos com benefícios para a saúde: uma revisão. Compr Rev Food Sci Food Saf. 2019;18(2):480-499.

113. Segura-Campos MR, Ciau-Solís N, Rosado-Rubio G, Chel-Guerrero L, Betancur-Ancona D. Propriedades químicas e funcionais da goma de semente de chia (Salvia hispanica L.). Intern J Food Sci. 2014;(2014):e241053.

114 Hentry HS, Mittleman M, Mc-Crohan PR. Introduccion de la chia y la goma de tragacanto en los EstadosUnidos. Em: Janick OJ, Simon JE, editores. Advances in New Cosechas. Portland OH: Prensa de la Madera; 1990. p. 252-256.

115. Knez-Hrnčič M, Cör D, Knez Ž. Extração subcrítica de óleo de sementes de chia preta e branca com n-propano e comparação com técnicas convencionais. J Supercrit Fluids. 2018;140:182-7.

116. Cahill JP. Ethnobotany of chia,Salvia hispanica L. (Lamiaceae). Econ Bot. 2003;(57):604-618.

117. Silva C, Garcia V A S, Zanette C M. Extração de óleo de Chia (Salvia hispanica L.) utilizando diferentes solventes orgânicos: rendimento de óleo, perfil de ácidos gordos e análise tecnológica da farinha desengordurada. Int Food Res J. 2016;23(3):998-1004.

118. Muñoz LA, Cobos A, Diaz O, Aguilera JM. Sementes de chia: microestrutura, extração de mucilagem e hidratação. J Food Eng. 2012;108(1):216-24.

119. Kulczyński B, Kobus-Cisowska J, Taczanowski M, Kmiecik D, Gramza-Michałowska A. A composição química e o valor nutricional das sementes de chia - estado atual do conhecimento. Nutrientes. 2019;11(6):1242.

120. Beltrán-Orozco MC, Romero MR. Chía, alimentomilenario. Rev Ind Aliment. 2003;(5):20-29.

121 Knez-Hrnčič M, Ivanovski M, Cör D, Knez Ž. Sementes de Chia (Salvia Hispanica L.): uma visão geral, perfil fitoquímico, métodos de isolamento e aplicação. Moléculas. 2019;25(1):11.

122. Julio LM, Ixtaina VY, Fernández MA, Sánchez RMT, Wagner JR, Nolasco SM, et al. Emulsões de óleo de semente de chia em água como potenciais sistemas de entrega de ácidos gordos ω-3. J Food Eng. 2015;162:48-55.

123. Nadeem M, Ajmal M, Rahman F, Ayaz M. Caracterização analítica do óleo de manteiga enriquecido com ácidos gordos ómega 3 e 6 através do óleo de sementes de chia (Salvia hispanica L.). Pak J Anal Environ Chem. 2015;16(2):68-71.

124 Repo-Carrasco-Valencia R, Hellström JK, Pihlava J-M, Mattila PH. Flavonoids and other phenolic compounds in Andean indigenous grains: Quinoa (Chenopodium quinoa), kañiwa (Chenopodiumpallidicaule) and kiwicha (Amaranthuscaudatus). Food Chem. 2010;120(1):128-33.

125 Noshe AS, Al-Bayyar AH. Efeito do método de extração do óleo de sementes de chia no seu teor de ácidos gordos e antioxidantes. Int Res J Eng Tech. 2017;4(10):545-551.

126. Da-Luz JMR, Nunes MD, Paes SA, Torres DP, De-Cássia-Soares, Da-Silva M, Kasuya MCM. Produção de enzimas lignocelulolíticas pelo crescimento de pleurotusostreatus em resíduos agroindustriais. Braz J Microbiol Publ B. 2012;43(4):1508-15.

127. Rahman MJ, De-Camargo AC, Shahidi F. Perfis fenólicos e polifenólicos de sementes de chia e suas atividades biológicas in vitro. J Funct Foods. 2017;35:622-34.

128. Alcântara MA, De-Lima-Brito-Polari I, De-Albuquerque-Meireles BRL, De Lima AEA, Da-Silva-Junior JC, De-Andrade-Vieira É, et al. Efeito da composição do solvente no perfil de compostos fenólicos extraídos de sementes de chia. Food Chem. 2019;275:489-96.

129. Guindani C, Podestá R, Block JM, Rossi MJ, Mezzomo N, Ferreira SRS. Valorização da torta de sementes de chia (Salvia

hispanica) por meio de extração com fluido supercrítico. J Supercrit Fluids. 2016;112:67-75.

130   Reyes-Caudillo E, Tecante A, Valdivia-López MA. Teor de fibra alimentar e atividade antioxidante dos compostos fenólicos presentes nas sementes de chia mexicana (Salvia hispanica L.). Food Chem. 2008;107(2):656-63.

131. Sargi SC, Silva BC, Santos HMC, Montanher PF, Boeing JS, Santos Júnior OO, et al. Capacidade antioxidante e composição química de sementes ricas em ômega-3: chia, linho e perila. Food Sci Technol. 2013;33(3):541-8.

132. Brglez-Mojzer E, Knez-Hrnčič M, Škerget M, Knez Ž, Bren U. Polifenóis: métodos de extração, ação antioxidante, biodisponibilidade e efeitos anticarcinogênicos. Molecules. 2016;21(7):901.

133. De-Falco B, Fiore A, Rossi R, Amato M, Lanzotti V. Análise orientada por metabolômica por UAEGC-MS e atividade antioxidante de sementes comerciais e mutantes de chia (Salvia hispanica L.). Food Chem. 2018;254:137-43.

134. Consultores de direito alimentar (The chia company). Pedido de avaliação científica do pedido de equivalência substancial para a aprovação das sementes de chia (Salvia hispanica L.) da empresa chia para utilização no pão [Em linha]. 2010 [Acedido em 23 de janeiro de 2021]. Disponível: https://acnfp.food.gov.uk/sites/default/files/mnt/drupal_data/sources/files/multimedia/pdfs/thechiacompany.pdf

135. Borneo R, Aguirre A, León AE. O gel de chia (Salvia hispanica L) pode ser usado como substituto de ovo ou óleo em formulações de bolo. J Am Diet Assoc. 2010;110(6):946-9.

136. Ayerza JR, Coates W. Chia: rediscovering a forgotten crop of the Aztecs (Chia: redescobrindo uma cultura esquecida dos astecas). EUA: The university of Arizona press; 2005.

137. Fernandez I, Vidueiros S, Ayerza R, Coates W, Pallaro A. Impacto da chia (Salvia hispanica L.) no sistema imunitário: estudo preliminar. PNS. 2008;67(1):e12.

138. Turck D, Castenmiller J, De-Henauw S, Hirsch-Ernst KI, Kearney J, Maciuk A, et al. Segurança das sementes de chia (Salvia hispanica L.) como novo alimento para utilizações alargadas nos termos do Regulamento (UE) 2015/2283. EFSA J. 2019;17(4):e05657.

139. Meireles D, Gomes J, Lopes L, Hinzmann M, Machado J. Uma revisão das propriedades, aplicações nutricionais e farmacêuticas da Moringaoleifera: abordagem integrativa na medicina convencional e tradicional asiática. Adv Tradit Med. 2020;1-21.

140 Stohs SJ, Hartman MJ. Revisão da segurança e eficácia da Moringaoleifera. Phytother Res. 2015;29(6):796-804.

141. indiamart. Folhas de Moringa oleifera, tamanho da embalagem: 1 Kg, tipo de embalagem: Pouch. [Online]. 2012 [Acedido em 30 de dezembro de 2020]. Disponível: https://www.indiamart.com/proddetail/moringa-oleifera-leaves-10452962612 .html

142. Su B, Chen X. Situação atual e potencial da folha de Moringaoleifera como fonte alternativa de proteínas para a alimentação animal. Front Vet Sci. 2020;(7):53.

143. Abdull-Razis AF, Ibrahim MD, Kntayya SB. Benefícios para a saúde de Moringaoleifera. AsianPac J Cancer Prev. 2014;15(20):8571-6.

144. Vergara-Jimenez M, Almatrafi MM, Fernandez ML. Bioactive components in Moringaoleifera leaves protect against chronic disease. Antioxidantes. 2017;6(4):91.

145. Bhattacharya A, Tiwari P, Sahu PK, Kumar S. Uma revisão das caraterísticas fitoquímicas e farmacológicas da Moringa oleifera. J Pharm Bioallied Sci. 2018;10(4):181-91.

146. Kou X, Li B, Olayanju JB, Drake JM, Chen N. Potencial nutracêutico ou farmacológico da Moringaoleifera Lam. Nutrientes. 2018;10(3):343.

147. Abd Rani NZ, Husain K, Kumolosasi E. Moringa Genus: a review of phytochemistry and pharmacology. Front Pharmacol. 2018;(9):108.

148. Thorne Research. Chá verde.Altern Med Rev. 2000;5(4):372-5.

149. Prasanth MI, Sivamaruthi BS, Chaiyasut C, Tencomnao T. A review of the role of green tea (Camellia sinensis) in antiphotoaging, stress resistance, neuroprotection, and autophagy. Nutrientes. 2019;11(2):474.

150 Effinov, micronutrição individualizada. Porque é que o chá verde é bom para si? [Em linha]. 2019 [Acedido em 16 de janeiro de 2021]. Disponível: https://www.effinov-nutrition.fr/blog/pourquoi-le-the-vert-est-bon-pour-la-sante-n50

151. Chacko SM, Thambi PT, Kuttan R, Nishigaki I. Efeitos benéficos do chá verde: uma revisão da literatura. Chin Med. 2010;(5):13.

152. Musial C, Kuban-Jankowska A, Gorska-Ponikowska M. Propriedades benéficas das catequinas do chá verde. Int J Mol Sci. 2020;21(5):1744.

153. Gonzales GF. Etnobiologia e etnofarmacologia de lepidium meyenii (Maca), uma planta do planalto peruano. Evid-Based Complement Altern Med. 2012;(2012):e193496.

154. Beharry S, Heinrich M. Is the hype around the reproductive health claims of maca (Lepidium meyenii Walp.) justified? J Ethnopharmacol. 2018;(211):126-70.

155. Gonzales GF, Gasco M, Lozada I. Papel do consumo de maca (Lepidiummeyenii) nos níveis séricos de interleucina-6 e no estado de saúde em populações que vivem nos Andes centrais peruanos a mais de 4000 m de altitude. Plant Foods Hum Nutr. 2013;68(4):347-51.

156. Hidalgo G-I, Almajano MP. Red fruits: extraction of antioxidants, phenolic content, and radical scavenging determination: a review. Antioxidants. 2017;6(1):7.

157. Elodie H. 7 alimentos para uma pele bonita. [Online]. 2015 [Acedido em 15 de janeiro de 2021]. Disponível: https://www.pleinevie.fr/sante/nutrition/7-aliments-pour-une-belle-peau-12196

158. Bloedon TK, Braithwaite RE, Carson IA, Klimis-Zacas D, Lehnhard RA. Impacto do consumo de fruta inteira rica em antocianina no stress oxidativo induzido pelo exercício e na inflamação: uma revisão sistemática e meta-análise. Nutr Rev. 2019;77(9):630-45.

159. Khoo HE, Azlan A, Tang ST, Lim SM. Antocianidinas e antocianinas: pigmentos coloridos como alimentos, ingredientes farmacêuticos e os potenciais benefícios para a saúde. Food Nutr Res. 2017;61(1):e1361779.

160 Kalt W, Cassidy A, Howard LR, Krikorian R, Stull AJ, Tremblay F, et al. Investigação recente sobre os benefícios para a saúde dos mirtilos e das suas antocianinas. Adv Nutr. 2020;11(2):224-36.

161. Wallace TC, Giusti MM. Anthocyanins1. Adv Nutr. 2015;6(5):620-2.

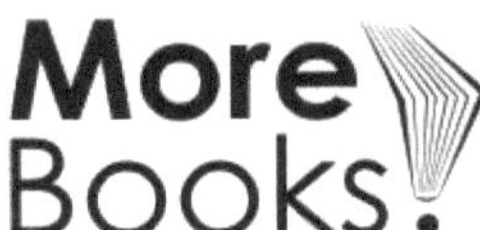

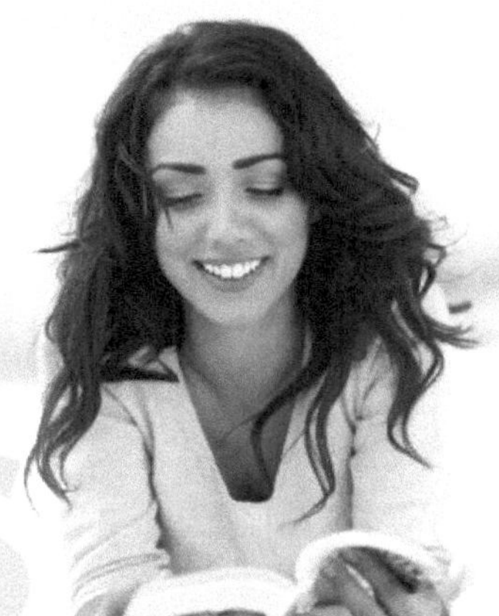

I want morebooks!

Buy your books fast and straightforward online - at one of world's fastest growing online book stores! Environmentally sound due to Print-on-Demand technologies.

Buy your books online at
www.morebooks.shop

Compre os seus livros mais rápido e diretamente na internet, em uma das livrarias on-line com o maior crescimento no mundo! Produção que protege o meio ambiente através das tecnologias de impressão sob demanda.

Compre os seus livros on-line em
www.morebooks.shop

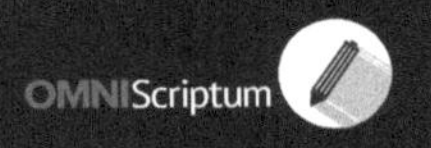

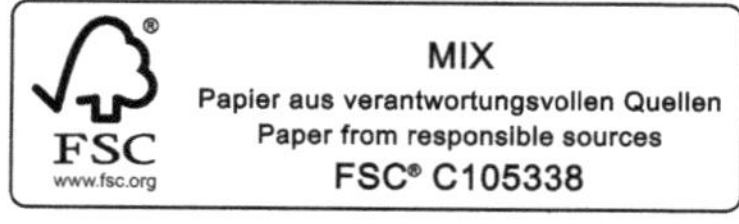

Printed by Books on Demand GmbH, Norderstedt / Germany